皮肤病中医特色适宜技术操作规范丛书

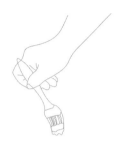

皮肤病
蜡疗法

U0207067

主　审 段逸

总主编 杨志波　李领娥
　　　　刘　巧　刘红霞

主　编 闫小宁

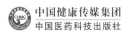

中国健康传媒集团
中国医药科技出版社

内 容 提 要

本着"权威性、实用性"的编写原则，本书在编写过程中突出蜡疗法的临床操作技术及相关知识，文中配有操作技术的图解，语言表达生动具体、清晰明了，力求做到图文并茂，并把各技术操作方法及要点拍成视频，阐述其技术要领、操作步骤、适应证、禁忌证及注意事项，使广大读者可以更直观更简便的学习各种技术的操作流程。

图书在版编目（CIP）数据

皮肤病蜡疗法 / 闫小宁主编 . — 北京：中国医药科技出版社，2018.10（2024.12重印）

（皮肤病中医特色适宜技术操作规范丛书）

ISBN 978-7-5214-0481-4

Ⅰ . ①皮… Ⅱ . ①闫… Ⅲ . ①皮肤病－石蜡疗法－技术操作规程 Ⅳ . ① R244.9－65

中国版本图书馆 CIP 数据核字（2018）第 223299 号

美术编辑　陈君杞
版式设计　锋尚设计

出版　中国健康传媒集团｜中国医药科技出版社
地址　北京市海淀区文慧园北路甲 22 号
邮编　100082
电话　发行：010-62227427　邮购：010-62236938
网址　www.cmstp.com
规格　880×1230mm　¹/₃₂
印张　4¹/₂
字数　97 千字
版次　2018 年 10 月第 1 版
印次　2024 年 12 月第 3 次印刷
印刷　天津市银博印刷集团有限公司
经销　全国各地新华书店
书号　ISBN 978-7-5214-0481-4
定价　29.00 元

版权所有　盗版必究

举报电话：010-62228771

本社图书如存在印装质量问题请与本社联系调换

皮肤病中医特色适宜技术操作规范丛书

编委会

| 主　　审 | 段逸群 |

| 总 主 编 | 杨志波　李领娥　刘　巧　刘红霞 |

| 编　　委 | （按姓氏笔画排序） |

刁庆春　闫小宁　陈达灿　李　斌

李红毅　李铁男　李祥林　李元文

张理涛　杨素清　周冬梅　赵玉珍

曹　毅　曾宪玉　谭　城

| 秘　　书 | 张金芳　肖月园　李　欣 |

本书编委会

主　　编　闫小宁

副主编　李文彬　陈　乐　孙　丹

编　　委　（按姓氏笔画排序）

马科党　王　娟　东　淳　刘燕婷

闫　隽　李　燕　李美红　李燕妮

陈　璐　赵一丁　赵亚静　赵志金

赵连皓　惠　坤　谢肖雅　燕林霞

秘　　书　贺　欢

　　中医药是一个伟大的宝库，中医特色疗法是其瑰宝之一，几千年来，为广大劳动人民的身体健康做出了巨大的贡献。皮肤病常见、多发，然而许多发病原因不清，机制不明；对于皮肤病的治疗，西医诸多方法，疗效不显，不良反应不少，费用不菲。中医特色疗法具有简、便、廉、效等特点，得到了皮肤科医生和广大患者的欢迎。为了进一步开展中医特色疗法在皮肤病的运用，中华中医药学会皮肤科分会在总会领导的关心和帮助下，在中国医药科技出版社的大力支持下，精心组织了全国中医皮肤科知名专家、教授编写了本套《皮肤病中医特色适宜技术操作规范丛书》，其目的就是规范皮肤病中医特色疗法，提高临床疗效，推动中医皮肤病诊疗技术的发展，造福于皮肤病患者。

　　本套丛书按皮肤科临床上常用的17种特色疗法分

为17个分册，每分册包括基础篇、技法篇、临床篇，文字编写力求简单、扼要、实用，配以图片，图文并茂，通俗易懂。各分册附有视频，以二维码形式承载，阐述其技术要领、操作步骤、适应证、禁忌证及注意事项，扫码观看，一目了然，更易于掌握。适合临床中医、中西医结合皮肤科医生及基层医务工作者参考使用。

本套丛书的编写难免有疏漏不足之处，欢迎各位同道批评指正，以便再版修正。

杨志波

2018年8月2日于长沙

　　中医承载着中国古代人民同疾病做斗争的经验和理论知识，春秋战国时期中医理论已基本形成，经历代中医人创新、实验、总结制定"汗、吐、下、和、温、清、补、消"等八大治法，并使用中药、针灸、推拿、按摩、拔罐、蜡疗、刮痧等多种治疗手段，使人体达到阴阳调和而康复。其中蜡疗在中国有着悠久的历史，《本草纲目》中曾有记载："脚上冻疮。浓煎黄蜡涂搽。"清代外科专家祁坤在《外科大成》一书中，对蜡疗的操作方法及适应证等方面进行了比较全面的载述"悬蜡上烘之，令蜡化至滚，再添蜡屑，随化随添，以井满为度。皮不痛者毒浅，灸至知痛为度，皮痛者毒深，灸至不知痛为度……"由于石蜡的热容量高，导热系数小，散热时间长，是传导热疗中最好的一种介质，并具有良好的可塑性及黏稠性，且能与身体各部位紧密接触，是我国特有的一种传统治疗方法。临床中利用加热的医用蜡贴敷于人体体表或某些穴位上，产生刺激作用或温热作用，从而起到治疗疾病目的。在中国医学的历史长河中，蜡疗一直作为珍贵遗产被世代延续，并不断改良完善，时至今日，仍在中医学领域中发挥其重要作用。

目录

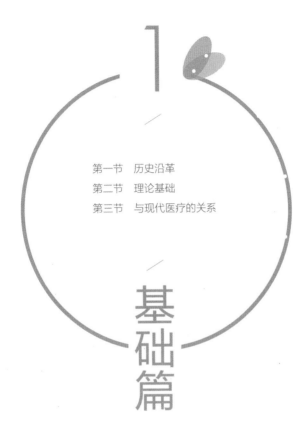

1

基础篇

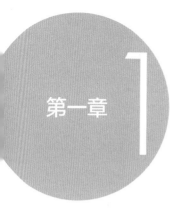

第一章 1

发展简史

第一节 历史沿革

热蜡疗法是将加热熔解的蜡制成蜡块、蜡垫等形状敷贴于患处，或将患部浸入熔解后的蜡液中，利用加热熔解的蜡作为热导体的一种操作方法，通常称之为"蜡疗"。

一、起始于明朝

蜡疗曾经在我国古代传统医学中扮演着举足轻重的角色，其最早可追溯至公元8世纪，著名藏医学家宇妥·宁玛云丹贡布所著的《四部医典》中的第4部第21章里记载："可施蜡灸疗法之病症，食积火衰浮肿水肿痞，胆寒头部四肢之黄水，痰核炭疽以及虚热症，疯癫健忘一切脉疾类，发热之后一般蜡灸除。总之风痰所转诸寒症，脉病黄水蜡灸堪称奇。"到了唐代，药王孙思邈在《千金方·虫草部》中记载："玫瑰、薰衣草、蜂蜜融蜡，可为悦己者容。"蜡疗又进一步发展到了美容领域。明代李时珍在《本草纲目》中记载："……用蜡二斤，于悉罗中熔，捏作一兜鍪，势可合脑大小，搭头致额，其病立止也。于破伤风湿、暴风身冷、脚上冻疮……均有奇效。"《本草纲目·虫部》中记载："脚上冻疮。浓煎黄蜡涂搽。汤火伤疮，红肿成脓。用麻油四两、当归一两，煎焦去渣，加黄蜡一两搅化，放冷后摊布上贴好，极效。"说明蜡疗治疗冻疮疗效显著。另外，宋朝"太医局"设立的"疮肿兼折疡科"及元代"太医院"设的"十三科"，都记载了下颌关节脱位手法复位后采用蜡疗、热敷等外治方法可以帮助康复。清代祁坤在《外科大成》中，对蜡疗的操作方法和适应证等进行了比较详细全面的记载："悬蜡上烘之，令蜡化至滚，再添蜡屑，随化随添，以井满为度。皮不痛者毒浅，灸至知痛为度，皮痛者毒深，灸至不知痛为度……"

由此可见，在中国传统医学的历史长河中，蜡疗一直作为一笔宝贵的遗产被世代医家传承发展，并不断改进完善，时至今日，蜡疗仍在中医学领域中发挥着重要的作用。在医疗技术不发达的古代，人们能够想到并运用蜡疗来治疗疾病，是一项很了不起的的创举，虽然受到当时技术条件和资源的限制，不能开展对多种疾病的治疗，但这并不影响蜡疗的疗效，因为蜡疗治疗时间短、见效快、见效时间长，更重要的是它采用简单易行的外敷法，因而广受喜爱。

二、发展于现代

现代蜡疗是一种良好的传导热疗法，具有可塑性、黏滞性和延展性，能与皮肤紧密接触，且能随意变形伸缩，紧贴于体表各个部位。蜡疗的保温时间长，冷却时放出大量热能，能使人的机体组织受到较高的温度，且热作用维持的时间较长。

1 ▷ 一方面能改善循环，加速局部皮肤毛细血管扩张，使血流加快，促进血液和淋巴液的循环，增加汗腺的分泌。

2 ▷ 另一方面吸收组织水肿、排除致痛介质，吸收炎症浸润，达到消肿止痛效果。同时，在冷却的过程中，石蜡体积逐渐缩小，治疗时与皮肤紧密接触，可产生压缩和挤压作用，因而促进温度向深部组织传递，可防止组织内淋巴液和血液向外渗出，促进渗出物的吸收。

现代蜡疗技术把中药与蜡疗有机地结合在一起，在减轻组织水肿的同时，促进药物吸收，以起到治疗作用，有利于创面溃疡和骨折的愈合，还能起到镇痛解痉的作用。蜡疗方法治疗无创伤、无痛苦、副作用少、疗效确切，而且操作简单易行，可以广泛的用于治疗颈椎病、颈肩腰腿痛、肌肉软组织损伤、消化系统、妇科、皮肤科及其他方面的疾病，还有助于神经功能以及肢体功能的康复。

（一）在软组织损伤中的应用

腰肌劳损、肩周炎等一些肌肉韧带的慢性损伤在临床上较为多见，如治疗不及时可导致肌肉萎缩、挛缩、退变和粘连，通过蜡疗，可以增加血液循环和淋巴回流，使局部肌肉松弛，以减轻肿胀，消除疼痛。

（二）在瘢痕粘连中的应用

蜡疗疗法可以软化疤痕组织，促进上皮组织的生长，并恢复皮肤的弹性，有研究者应用超声药物联合蜡疗治疗面部疤痕疗效明显。研究认为这可能与蜡疗的机械压迫、润滑、温热作用能加强超声波的理化作用有关，从而加速了瘢痕的软化。

（三）在骨折愈合中的应用

骨折患者手术治疗后早期适当地应用蜡疗疗法，可以加快患者的术后恢复。目前临床上骨质疏松的患者较多，保守治疗患者承受的痛苦较大，而且治疗时间较长，早期及时地应用蜡疗可以取得很好的效果。研究发现这可能与蜡疗能加快血液回流，防止淋巴液和血液渗出的作用有关，从而加速了骨折的愈合。

（四）在腰椎间盘突出症中的应用

腰椎间盘突出的患者可以利用蜡疗的温热作用，促进局部毛细血管的扩张，加快新陈代谢，使局部的充血、水肿得以改善，从而减轻对神经根的压迫和刺激，以减轻患者的自觉症状。

（五）在关节炎中的应用

对于关节炎的患者，蜡疗可以扩张局部的毛细血管，增加其通透性，以促进局部渗出物的吸收，不仅能消除肌痉挛还可以增加软组织的伸展性，加快关节功能的恢复。

（六）在神经康复中的应用

蜡疗对皮肤及皮下组织可以产生柔和的机械压迫作用，不但可以防止组织内淋巴液和血液渗出，还可以促进渗出物的吸收，减轻损伤组织水肿，帮助面神经功能恢复。此外，蜡疗还可以改善局部的血液循环，解除肌肉痉挛，促进炎症和水肿的吸收，利于神经组织结构的恢复，加快神经再生的过程。

（七）在消化系统疾病中的应用

蜡疗的热力渗透快且持久，可以加强药物的作用，快速缓解胃痛、腹胀等症状。蜡疗加中药热敷，将热力和药力二者相结合，通过皮肤和黏膜吸收作用于机体，可以疏通腠理、调和脉络，使气血通畅，胃肠动力增加，从而缓解腹胀，促进排便排气。蜡疗具有很强的柔韧性，可以随意贴敷身体的任何部位，结合具有活血、抗炎祛风除湿作用的中药，能迅速疏通人体经络，将体内的风寒湿邪气逼出体外，以快速治愈顽疾。

（八）在妇科中的应用

腹部蜡疗可以使下腹部温度升高，加速盆腔血液循环，加快血管扩张，增加血供，促进药物及病灶的吸收。现代研究发现中药蜡疗结合宫腔镜插管通液的可以加快输卵管阻塞性不孕症的治疗；而且痛经患者使用蜡饼热敷，透力强，作用持久，可以迅速缓解疼痛。蜡疗可以透入组织深层，促进妇女盆腔的血液循环，加快炎症的吸收，减少炎症的渗出。

（九）在皮肤科中的应用

蜡疗的温热作用、机械压迫作用、润滑作用以及简单操作易行的特点使其在皮肤科运用广泛。如瘢痕疙瘩、冻疮、硬皮病、干燥综合征、扁平疣、带状疱疹、银屑病、寒冷性多形红斑、淤积性皮炎、黄褐斑、白癜风、神经性皮炎、皮肤淀粉样变等皮肤病，运用蜡疗治疗都能达到很好的治疗效果。

（十）其他

蜡疗结合中药熏洗可以加强局部水肿的吸收，促进血液循环，减少渗出。有研究发现蜡疗联合中药熏药治疗自行闭合的动静脉内瘘血管瘤样扩张，疗效确切，蜡疗结合中药熏洗在治疗股骨头骨髓水肿综合征方面也有显著疗效。蜡疗联合中药能充分发挥石蜡的高温作用以及中药温通经脉、化瘀止痛的作用，可以有效驱除寒邪，达到通痹止痛的目的，石蜡的热度可以使皮肤毛孔扩张，加速血液循环，促进中药有效成分的释放。此外，研究还发现蜡疗在治未病科健康干预中取得了满意疗效，不仅缩短了治疗时间，而且降低了治疗费用，达到了防病、治病和促进康复的目的。蜡疗在治未病科的应用与护理方面也起到了巨大的作用，应用蜡疗对风寒证、湿痹证、阳虚证以及外伤、骨折愈合期的疼痛、肿胀以及伴有肢体功能活动障碍的患者进行健康干预，可以加速疾病的愈合康复。研究证明蜡疗具有热容量大、温热作用持久、传导深的物理特性，结合超短波深部透热治疗，可以把热能直接传导至损伤部位，使该部位组织血管扩张、血流加速、组织细胞通透性增强、代谢增加、组织水肿减轻，同时缓解肌肉痉挛，缓解肌腱和韧带的紧张度，改善了病变部位的内环境，因此应用超短波、蜡疗结合推拿手法治疗冻结肩疗效显著。蜡疗作为热疗的一种方法，还可以利用温度刺激的原理，促进脑卒中患者的手部功能的康复。蜡疗联合肌力训练能够提高下肢运动功能及患者日常生活、活动能力，运用电针结合蜡疗法综合治疗脑卒中后偏瘫患者足下垂功能障碍，疗效显著，有助于提高步行能力及日常生活活动能力，改善生活质量。

蜡疗操作简单，效果明显，患者治疗期间无痛苦及副作用，经过长期的临床应用，解决了很多靠功能锻炼及其他治疗方法无法解决的难题，患者乐于接受，也能坚持配合。蜡疗不仅为进行康复治疗的的患者带来了福音，也为医疗事业的发展做出了巨大的贡献。

第二节　理论基础

一、中医理论基础

（一）蜡疗的功效

蜡疗是在中医药理论指导下，利用加热的医用蜡贴敷于人体体表或某些特定穴位上，产生温热刺激作用使局部血管扩张、血流加快从而改善周围组织的营养，促进组织愈合，起到温通经络、行气活血、祛湿散寒的作用，从而达到温中散寒、消肿定痛的功效。

1. 温阳散寒

蜡疗有着悠久的历史。《本草纲目》中曾有记载："……用蜡二斤，于悉罗中熔，捏作一兜鍪，势可合脑大小，搭头致额，其病立止也。于破伤风湿、暴风身冷、脚上冻疮……均有奇效。"因使用时均将使用蜡液加热到一定温度方可使用，故蜡疗具有较强的持久的温热作用，保温时间长达一小时，其热量大，导热率低，使局部皮肤毛细血管扩张，血液循环加快，降低组织的张力，增强其弹性。所以蜡疗利用其持久的温热之效，将人体内的风寒湿邪逼出体外，达到温阳散寒的目的。

2. 消肿止痛

通过温热效应透皮吸收，蜡疗使局部经脉得以温通畅行，筋骨、关节得以气血温煦滋养而瘀除痛减。

热蜡疗法还有机械压迫的作用，由于石蜡具有良好的可塑性、黏滞性和延展性，敷于体表时可紧贴于皮肤。冷却后体积缩小，对皮下组织可产生柔和的机械压迫作用，使组织内淋巴液和血液渗出，并加快渗出物的吸收，而达到消肿止痛的治疗效果。

3. 活血化瘀

因气血瘀滞常可引起各种痛症，如头痛、胸胁痛、痛经、肢体痹痛等，治疗时以活血化瘀为治则。寒则凝，热则散，故给予蜡疗可利用其热量使局部毛细血管扩张，血流加快，汗腺分泌增多，从而达到活血化瘀的作用。另外由于石蜡中含有油性物质，对皮肤有润滑作用，可使皮肤变软富有弹性、对瘢痕组织及肌肉萎缩有软化、松解作用。

（二）中药蜡疗

中药蜡疗是在中医辨证基础上对中药灵活加减组方，将中药与蜡疗相结合辨证施治，可使蜡疗疗效明显提高，达到事半功倍的效果。

1. 温阳类

温阳类中药是以温补人体阳气，以治疗阳虚体寒病证为主要目的。本类药材多味甘、辛、咸，性温热，主入肾经。肾为一身之本，肾阳得温，则可温煦全身。

常用温阳中药材有

附子、干姜、肉桂、吴茱萸、鹿茸、杜仲、续断、补骨脂、巴戟、肉苁蓉等。本类药材研磨成末后入蜡液制为温阳类中药蜡疗，可用于辨证为阳虚体寒类患者，或局部疼痛、久治效不佳者，如硬皮病。

2. 祛风寒湿类

祛风湿类药物是以祛除风寒湿邪，治疗风寒湿痹痛为主要目的。本类药材多辛苦、性凉，入肝脾肾经。辛行散祛风，苦燥湿，有较好的祛风、除湿、散寒、止痛的作用。

常用祛风寒湿邪中药材有

独活、威灵仙、秦艽、木瓜、豨莶草、伸筋草、透骨草、徐长卿、海风藤、雷公藤、乌梢蛇等。本类药材研磨成末后入蜡液制为祛风寒湿类中药蜡疗，可用于辨证为风湿寒痹证之肢体疼痛、关节变形等，如关节型银屑病。

3. 活血化瘀类

活血化瘀类药物是以通利血脉、消散瘀血为主要治疗目的。本类药材性味多为辛、苦、温，主入心、肝二经。辛则能散能行，味苦则通泄，入血分，故能使血脉通畅，瘀滞通畅。

常用活血化瘀中药材有

川芎、桃仁、红花、赤芍、丹参、蒲黄、乳香、没药等。本类药材研磨成末后入蜡液制为活血化瘀类中药蜡疗，可用于辨证为血脉瘀滞证之局部斑疹色暗红、丘疹结节质坚难以消退等，如瘢痕疙瘩。

（三）常用经络、腧穴

在中医的治疗历史中，经络和腧穴是起到极其重要的作用。经络是人体运行气血的通道，腧穴是人体脏腑经络之气输注于体表的特殊部位，而热蜡疗法作为中医疗法中重要的一部分，在治疗时根据辨证对脉络和穴位的正确选择，能起到温阳散寒、疏通经络、调理气血的作用。

1. 督脉（图1-2-1）

定位：督脉起于小腹内，下出会阴，向后至尾骶部的长强穴，沿脊柱上行，经项部至风府穴，进入脑内，属脑，沿头部正中线，上至

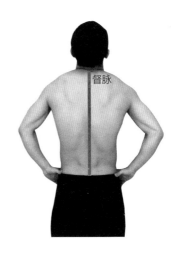

图1-2-1 督脉

巅顶的百会穴，经前额下行鼻柱至鼻尖的素髎穴，过人中，至上齿正中的龈交穴。

督脉为人体奇经八脉之一。总督一身之阳经，六条阳经都与督脉交会于大椎，督脉有调节阳经气血的作用，故称为"阳脉之海"。常用于辨证为阳虚寒凝之证，如硬皮病多选此穴。

2. 背俞穴（图1-2-2）

定位：共12穴，即肺俞、厥阴俞、心俞、肝俞、胆俞、脾俞、胃俞、三焦俞、肾俞、大肠俞、小肠俞、膀胱俞。

背俞穴是脏腑经气输注于背腰部的腧穴，又简称俞穴。属膀胱经穴，分布于背腰部相应脏腑位置的高低基本一致处，与脏腑有密切关系。各经辨证均可选用对应穴位，常用于阳气虚弱，气血不足之证，如神经性皮炎多选此类穴位。

3. 足三里（图1-2-3）

定位：足三里穴位于外膝眼下四横指、胫骨边缘。

足三里穴是"足阳明胃经"的

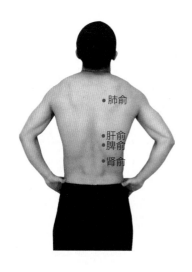

图1-2-2　背俞穴

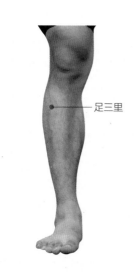

图1-2-3　足三里

主要穴位之一，它具有调理脾胃、补中益气、通经活络、疏风化湿、扶正祛邪之功能。常用于肝脾不足之证，如白癜风、黄褐斑、瑞尔黑变病等多选此穴。

4. 三阴交（图1-2-4）

定位：在小腿内侧，当足内踝尖上3寸，胫骨内侧缘后方；正坐屈膝成直角取穴。

三阴交穴为足太阴脾经、足少阴肾经、足厥阴肝经交会之处，因此应用广泛，除可健脾益血外，也可调肝补肾。治疗荨麻疹、神经性皮炎等常选此穴。

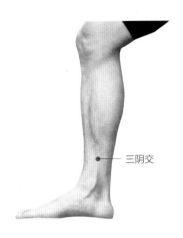

图1-2-4 三阴交

5. 血海（图1-2-5）

定位：在大腿内侧，髌底内侧端上2寸，当股四头肌内侧头的隆起处；屈膝取穴。

血海是治疗血症的要穴，具有活血化瘀，补血养血，引血归经之功效。常用于辨证为气血亏虚，或气虚血瘀之证，如带状疱疹后遗神经痛、硬皮病等。

6. 合谷（图1-2-6）

定位：在第一、二掌骨之间，

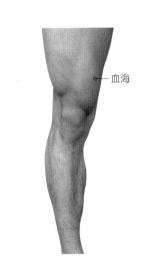

图1-2-5 血海

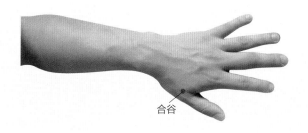

图1-2-6 合谷

当第二掌骨桡侧之中点处。

合谷长于清泻阳明之郁热，疏解面齿之风邪，通调头面之经络，《四总穴歌》中将这一功效主治特点归纳为"面口合谷收"。常用于辨证为热病及头面五官各种疾患之要穴，如荨麻疹、痤疮、玫瑰糠疹等常用此穴。

7. 曲池（图1-2-7）

定位：屈肘成直角，当肘弯横纹尽头处。

曲池穴位于肘部，乃经气运行之大关，能通上达下，通里达表，即可清在外之风热，又能泻在内之火邪，是表里双清之要穴，具有清热解表，散风止痒，消肿止痛，调和气血，疏经通络之效。常用于辨证属风热外袭之证，如手臂痹痛、咽喉肿痛、瘾疹、湿疹

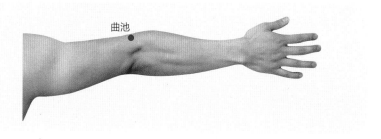

图1-2-7 曲池

等病症。

8. 涌泉（图1-2-8）

定位：涌泉穴位于足前部凹陷处第2、3趾趾缝纹头端与足跟连线的前1/3处。

我国现存最早的医学著作《黄帝内经》中说："肾出于涌泉，涌泉者足心也。"涌泉穴乃是肾经的首穴，故主要作用为滋补肾经。常用于辨证属肾经不足之证，如硬皮病、脱发等。

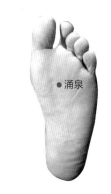

图1-2-8　涌泉

9. 神阙（图1-2-9）

定位：位于脐窝正中。

神阙为任脉上的阳穴，命门为督脉上的阳穴，二穴前后相连，阴阳和合，是人体生命能源的所在地。常用于辨证属气血虚脱之证。

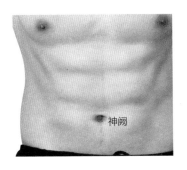

图1-2-9　神阙

10. 常用面部穴位（图1-2-10）

面部穴位：印堂、太阳、攒竹、睛明、下关、颊车、四白、迎香、承泣等，因其位于面部，多用于面部病变，因其定位特殊，患者一般难以忍受热蜡温度，故多以按压、刮痧等方式配合治疗。

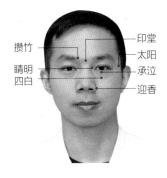

攒竹　　印堂
睛明　　太阳
四白　　承泣
　　　　迎香

图1-2-10　常用面部穴位

二、西医理论基础

蜡热容量大，导热率低，能阻止热的传导，散热慢，气体和水分不易丢失。蜡疗时，其保温时间可长达1小时，蜡具有可塑性，能紧密贴于体表，还可加入一些药物协同进行治疗。现代蜡疗技术是把中药与蜡液有机地结合在一起，可增强细胞膜的通透性，减轻组织水肿，同时产生柔和的机械压迫作用，使皮肤柔软并充满弹性，能改善皮肤营养，加速上皮组织的生长，有利于创面溃疡和骨折的愈合。现代研究蜂蜡中的化学成分能还刺激上皮组织生长，加速皮肤表浅溃疡和创伤的愈合。石蜡是化学提炼出来的，使用时间长了会对人体造成伤害，例如皮肤过敏、红肿、色素沉淀等。石蜡是高分子碳氢化合物，不溶于水，微溶于酒精，易溶于汽油、乙醚等有机溶剂，熔点为70℃左右，医用石蜡是在石蜡中加入矿物油，按6：1或7：1的比例配置而成。常温下为白色半透明固体，无色无味，熔点50~60℃，石蜡具有热容量大、导热系数小的物理特性，因此，石蜡在熔解过程中吸收了大量热能，而释放热能的过程又非常缓慢。石蜡良好的延展性、可塑性和黏滞性，奠定了其在医学中的应用基础，蜡疗的主要作用为温热作用、机械作用和化学作用。

（一）基本作用

1. 蜡疗的特点

加热后的蜡，具有很强的可塑性和柔韧性，可随意贴敷身体的任何部位，帮助治愈顽疾，安全可靠、对皮肤无任何副作用，而且操作方便，成本低廉，经济实惠。

2. 作用原理

温热作用

石蜡是从石油中蒸馏出热容量较大、导热性较小的高分子碳氢化合物，具有热容量大、导热率低的特点，能阻止热的传导，不含水分，冷却时放出大量热能（熔解热或凝固热）。蜡疗局部皮肤毛细血管扩张，热透入可达皮下0.2～1cm，且温度下降的较慢，一般在60分钟内可保持一定的温度。

机械作用

石蜡在冷却过程中，体积逐渐缩小，具有良好的可塑性与黏滞性，呈现出机械压迫作用，既可防止组织内淋巴液和血液渗出，又能促进渗出物的吸收。

药效作用

石蜡所含有的化学成分矿物油对机体具有一定的化学作用，如刺激上皮组织生长、防止细菌繁殖、有利于皮肤表浅溃疡愈合的作用。

三、常用作用部位

（一）面部

中医学认为，周围性面神经麻痹多由经络空虚，风寒或风热之邪乘虚侵袭阳明、少阳经络，以致风痰、瘀血阻滞经脉，经筋失养，筋肉纵缓不收而发病。石蜡热容量大、导热性小和近于不对流性的特点，使患者可以耐受高温而无灼烫不适感，反而有舒适温热感。蜡敷于面部后，患者局部毛细血管明显扩张，血流量增加，血流速度加快，局部组织的新陈代谢活跃，迫使侵袭患处的风邪从肌肤毛孔而出。另外，石蜡的机械压迫作用可减轻患侧面部的疼痛，消除水肿，从而逐渐恢复其原有功能。

> **面部瘢痕临床上治疗方法**
>
> 面部瘢痕临床上治疗方法较多，为使患者在创伤愈合早期能得到及时有效的治疗，减轻瘢痕的增生，缓解患者的身心压力。有研究者采用超声药物透入并蜡疗的方法治疗面部瘢痕，发现较单一超声波治疗效果好，蜡疗的温热作用、机械压迫作用、润滑作用，都可以加强超声波的理化作用，促进药物的渗透，从而加速瘢痕的软化及消散吸收。

（二）肩部

肩周炎严重影响人们肩关节的活动，主要是因为患者肾气不足，风寒湿邪乘虚而入，加上患者长期的劳累造成的。肩关节的活动范围非常大，大范围的活动牵拉很容易造成肩关节劳损，甚至发生变形，造成肩关节功能的丧失。而中药蜡疗止痛技术治疗肩周炎效果显著，从中药蜡疗的成分上进行分析，石蜡的热容量较大，有较强的蓄热作用，同时也是一种很好的传热介质，将其敷贴于患者肩周炎患处，可以使局部受热，使患处的血管扩张，加快血液循环以及细胞的通透性，使中药中的有效成分充分地到达患处，以达到消炎、消水肿、镇痛的目的。

此外，中药蜡疗技术加上一定的穴位针灸按摩治疗可以起到很好的调理机体的作用，可以理气益气、疏通经络、调和气血，缓解患者局部肌肉痉挛，改善患者的肩关节活动程度。中药蜡疗在软组织挫伤、肌肉损伤、骨关节疼痛、关节功能障碍等治疗方面都可以起到很好的协同作用。

（三）腰部

劳损外伤可导致机体的气血凝滞，血流不畅。机体局部气血运行不畅，经脉阻塞不通，日久气血凝滞成瘀，瘀则不通，不通则痛，气血瘀滞于腰部而发腰痛。蜡疗是用加热熔解的医用蜡作为热介质，将热传至机体达到治疗目的，通过蜡疗能改善微循环，使局部皮肤毛细血管扩张、血流加速，促进血液和淋巴液的循环，增加汗腺的分泌，使组织水肿吸收，致痛介质排除，使炎症浸润吸收达到消肿止痛目的，同时促进细胞代谢功能活跃，将活血化瘀、祛风湿止痹痛的中药加入到蜡液当中，更可以达到事半功倍的效果。

（四）腹部

蜡疗能改善胃肠道的功能，在治疗腹部疾病方面，蜡疗的热力渗透，可以加速药物的作用，两者结合，能迅速有效地缓解胃痛、腹胀等症状。有研究者治疗小儿受寒导致的腹泻，给予石蜡饼直接腹部热敷，用油布保温，每次40分钟，2次/日，可以增强药物的疗效，促使症状快速改善。石蜡疗法在治疗女性患者盆腔炎方面也发挥着巨大的作用，有研究者将药物经特殊工艺加工后制成蜡泥，该蜡泥可经微波炉熔化后反复使用，将熔化的蜡泥敷于患者下腹部及腰骶部，直至蜡泥变凉后取下，可以起到活血化瘀、清热利湿、理气止痛的功效，达到了整体调节和局部调节的双重作用，既可以消除盆腔炎症，使组织粘连松解，又可以恢复盆腔组织器官的功能以及促进女性生殖系统的自净能力，提高机体的抵抗能力。

（五）四肢

蜡疗可用于缓解肩部、四肢等关节部位及肌肉的慢性疼痛。有研究者在治疗糖尿病周围神经病变如糖尿病足时，给予蜡液浇灌法或石蜡喷洒法可以尽快去除局部溃烂的疮面，同时给予中药蜡疗热敷足底特定穴位，利用其温热作用和机械作用，去刺激穴位，能增强局部神经末梢的活力，促进神经功能的修复，使血脉通畅，以缓解局部的症状。蜡疗结合中药辨证外治，还能够有效地改善膝关节滑膜炎的相关症状，并且操作简单易行，费用经济实惠，不良反应少，安全可靠，实用性强。

（六）肛周

有研究者将石蜡加热软化后敷于肛门，发挥其温热远红外作用，促进毛细血管和淋巴管舒张，加快体液循环流动，松弛痉挛的肌肉，增加局部供氧供血，加速炎症物质、水肿渗出物等代谢废物的排出。

（七）皮肤

蜡疗作用于皮肤病的治疗，因其可以直接接触病变部位，使得治疗效果尤为显著，尤其在疼痛、溃疡等方面效果突出。蜡疗结合超短波治疗带状疱疹后遗神经痛疗效显著，通过石蜡的温热、机械和其他因素综合作用于机体以引起局部和全身反应而达到治疗目的，可以加深局部温热效应，加速局部血液循环，增强局部代谢，改善局部营养。

第三节　与现代医疗的关系

　　蜡疗美容是一种结合物理、化学和生物技术于一体的美容技术。使用的美容蜡有稳定的物理和化学性质，是在石蜡中加入含有多种动、植物活性成分的蜂蜡和一些与皮肤结构相似的小分子的磷脂、脂肪酸、固醇类、羊毛脂衍生物和柔韧滋润皮肤的水杨酸甲脂等而制成的，含有丰富的营养成分，能达到化妆品所不能达到的美容效果，先软化肌肤角质层，再通过热传导渗透，向皮肤深层补充各种营养成分和水分，促进细胞更新，去除皱纹，使皮肤紧致，恢复皮肤弹性，高薄透的蜡脂膜留在皮肤表面还起到隔离和屏障外部污染的作用。

一、蜡疗美容技术

　　面膜作为面部皮肤主要护肤品之一，主要用于敷面，具有很好的的面部美颜功能，是皮肤美容护理的重要手段之一，也为现代美容皮肤科辅助治疗某些皮肤病起到巨大的作用。面膜种类繁多，蜡疗面膜就是其中疗效颇为显著的一种。

（一）磁性蜡疗的美容原理及作用

　　磁性蜡疗又称水晶面膜，它含有丰富的维生素是皮肤所需要的营养素。有研究者发现通过蜡疗机的加热、保温作用，使其涂在皮肤上可以促进血液循环，加强皮肤的吸收功能，并通过磁疗的功能，使蜡中的营养成分和活化因子被磁化，与皮肤表面的电荷结合，有效地渗透到皮肤深层，达到营护肌肤的作用。蜡疗面膜所用的蜡为单独纯石油的原油提炼的高品质蜡，通过添加各种营养成分，如维生素E、核桃油等，可以使皮下组织活化。而磁性蜡炉具有熔蜡、恒温、磁化的特点，可以增加面霜的渗透力，提高皮肤的吸收功能，补充表层皮肤的水分，尤其对干性皮肤效果甚佳，不仅可以用于面颈部，也可以用于手足部及全身的护理。

（二）蜡疗联合瘢痕霜防止烧伤增生性瘢痕

深度烧伤创面愈合后常会形成面积较大、痛痒难忍的增生性瘢痕，严重影响患者的外观和身心健康。目前，治疗烧伤创面愈合后增生性瘢痕的方法很多，而石蜡疗法联合瘢痕霜作用疗效显著，患者治疗时感觉舒适，无痛苦、副作用小，有研究者已将此项技术作为烧伤患者恢复期的常规治疗。石蜡的热容量大，导热性小，具有很大的可塑性、黏稠性、蓄热性，保温时间长，用保鲜膜包裹后不仅便于患者活动，也可以减缓石蜡的散热，通过扩张局部毛细血管，增加其通透性，有效促进局部瘢痕霜的吸收，增强透皮给药的有效药物吸收浓度。同时利用其温热作用，可使局部肌肉松弛，血液循环和淋巴回流增加，促进血液循环，减轻肿胀，消除疼痛，消除炎症，达到镇痛的作用，并可以软化瘢痕。蜡本身的油能使皮肤保持润滑和弹性，对瘢痕组织有很好的软化和松解作用，可以缓解瘢痕挛缩性疼痛，软化硬结，减轻术后肌肤组织粘连。

（三）蜡疗与美容

蜡疗凭借较强的渗透力可直达患处，加入特色药方散剂，如七白散、逍遥散、桃红四物汤等方加减后，均可研成细末备用，待蜡块熔化后融入其中充分混合均匀，药物的治疗作用和蜡液的温热作用可改善受损部位微循环，能够增加血供，加强面部新陈代谢，在黄褐斑方面有着良好的治疗作用。

二、蜡疗与康复治疗

蜡疗作为一种热疗法，现在逐渐应用于烧伤后康复治疗。医用蜡具有熔点低、导热系数小、热容量大的特点，熔解后作为温热介质，将热传导到机体，在冷却过程中，体积缩小10%~20%，发挥机械压迫作用。有研究表明，蜡疗还具有增加血液循环，减轻炎性反应，镇痛、软化瘢痕，减轻粘连的作用。手部烧伤植皮手术后会出现疼痛、掌指关节僵硬、皮片挛缩和瘢痕增生等并发症，严重影响手部功能和美观，有研究者在手部植皮术后使用蜡疗可以明显减轻植皮手术康复时的疼痛感觉，增加患者康复治疗的依从性，促进植皮术后手部功能的恢复，虽然不能完全抑制瘢痕的增生，但是综合治疗后瘢痕增生不断缩小，也说明了蜡疗具有抑制瘢痕增生的作用，这可能和蜡疗过程中产生的机械压迫和减少炎性介质的释放作用有关。

研究发现蜡疗结合常规康复训练，能够有效促进偏瘫患者及脑卒中患者的手部功能康复；蜡疗联合肌力训练能够提高下肢运动功能及患者日常生活活动能力。

蜡疗技术操作简便、无创伤、无痛苦、副作用少、患者易于接受，与肌力训练相结合，可起到互补效果。

蜡疗在临床上运用广泛主要与它的热能耐受、治疗时间长、操作方便、时间短、效率高、种类多样有关。

---

1. 热能耐受

特别是患有心脏病的患者，高热刺激容易引起心脏病复发，而蜡饼在45℃恒温箱内保温，使蜡饼的温度维持在45℃左右，患者都能耐受。临床中根据患者对热的耐受程度，可以随时调整蜡饼的温度，怕热的患者，蜡饼在恒温箱内放置时间长一点，蜡饼相对硬一点，蜡饼的温度就低一点，耐热的患者，蜡饼在恒温箱内放置时间短一点，蜡饼相对软一点，蜡饼的温度就高一点。蜡饼的优点就是可以根据患者对热的耐受程度，随时调整蜡的软硬程度，提高患者依从性。

---

2. 治疗时间长

蜡饼一般保温30~60分钟，软一点的蜡饼保温可达50多分钟，治疗时间较长，可达到很好的治疗效果。

---

3. 治疗部位广

石蜡具有极强的可塑性和黏稠性，临床中根据治疗部位的不同，可以把蜡饼切割成需要的大小和形状，贴敷在治疗部位来治疗疾病。因此，蜡饼可以对体表的绝大多数部位进行治疗。

---

4. 操作方便，时间短，效率高	操作时可把蜡液同时倒入数个蜡盘中，待凝固成型后，集中放置恒温箱内保温备用，整个操作过程约30分钟。在等待蜡液凝固过程中，操作者可同时完成其他工作，既可以节约时间，又可以提高工作效率。
5. 种类多样	蜡疗方法种类多样，常见的有蜡饼法、刷蜡法、浸蜡法、蜡敷法、石蜡绷带法等。蜡饼法治疗部位广，躯干及四肢均可选用，刷蜡法多应用于腰部和膝关节等部位，浸蜡法多用于手、足及肘关节部位；蜡敷法和石蜡绷带法常用于溃疡创面部位。临床可根据不同疾病、不同治疗部位，选择相应的治疗方法。

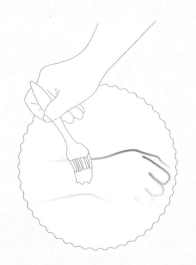

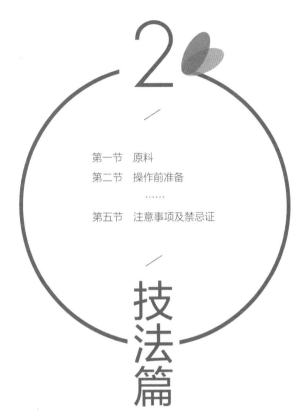

2

技
法
篇

第二章 2 操作方法

蜡疗在我国民间应用有悠久的历史，清代外科学家祁坤在《外科大成》中详细地记述了蜡疗的操作方法、适应证及注意事项等。西医学更是将蜡疗与临床治疗相结合，使其更好地服务于医疗行业。

第一节 原料

蜡疗的常用原料有石蜡、地蜡、蜂蜡（黄蜡）、白蜡等，其中以石蜡使用较为广泛。

一、石蜡

石蜡是从石油、页岩油或其他沥青矿物油的某些馏出物中提取出来的一种烃类混合物，主要成分是固体烷烃，无臭无味，为白色或淡黄色半透明固体。石蜡的主要性能指标是熔点、含油量和安定性。一般情况下熔点52～62℃，熔点较高，常温下形态较稳定。因石蜡里含有少量的油质，所以外用时能起到一定的润滑作用。石蜡制品在造型或涂敷过程中，长期处于热熔状态，并与空气接触，假如安定性不好，就容易氧化变质、颜色变深，甚至发出臭味。

石蜡的用途是十分广泛的

1　将纸张浸入石蜡后，就可制取有良好防水性能的各种蜡纸，可以用于食品、药品等包装、金属防锈和印刷业上。

2　石蜡加入棉纱后，可使纺织品柔软、光滑而又有弹性。

3　石蜡还可以制得洗涤剂、乳化剂、分散剂、增塑剂、润滑脂等。

临床中选用石蜡应用于蜡疗时，主要利用其形态稳定，不易变形；含有油性物质，对皮肤有润滑作用等优点，直接贴敷在皮肤时，可使皮肤变软富有弹性、对瘢痕组织及肌肉萎缩有软化、松解作用。

二、地蜡

地蜡是以石油提纯脱蜡的蜡膏为原料，经减压蒸馏，加丙酮脱沥青，然后醇脱蜡、脱油、脱色而制得，为白色至微黄色固体蜡状物，无嗅无味，熔点61～78℃。因为地蜡中含乙酰胆碱样物质，故用于医疗行业主要起降低血压、减慢心率的作用，又含雌激素样物质，所以还可用于治疗月经失调和卵巢功能障碍。在化妆品领域，一级品地蜡可用作冷霜和乳液制品原料，二级品可作为唇膏、发蜡等的重要固化剂。地蜡具有良好的可塑性，冷却凝固后体积可缩小15%，可产生机械压迫作用，所以用于蜡疗治疗时，其用途同石蜡疗法，尤常用于治疗皮肤病。

三、蜂蜡

蜂蜡，又称黄蜡、蜜蜡。蜂蜡是由蜂群内适龄工蜂腹部的4对蜡腺分泌出来的一种脂肪性物质，热容量大，导热率低，密封性能好，散热慢，保温时间长。贴近皮肤的蜡层可迅速凝结，阻止热向皮肤迅速传导，因而虽然蜡液在60℃治疗也不致灼伤。蜂蜡具有良好的可塑性、黏滞性和热胀冷缩，故能密切贴于体表皮肤，随着热能的扩散和冷却，蜂蜡逐渐变硬，其体积可缩小10%~20%，因而对组织产生轻度的机械压迫作用。蜂蜡成分中除了一元酯外，还包括具有生理活性的游离酸、游离醇、胡萝卜素、黄酮类化合物等，蜂蜡疗过程中也涉及化学作用，对于润泽皮肤和促进创面上皮再生有良好效果。蜂蜡疗法能促使上皮再生和骨痂生成，因而还可以促使创面、溃疡及骨痂愈合。蜂蜡疗法对机体的作用主要是温热、机械压迫、润泽和其他方面因素综合作用的效果。

四、白蜡

白蜡是我国西部冬青树上寄生虫分泌出的一种蜡质，呈乳白色，熔点颇高。蜡疗使用较少。

第二节　操作前准备

一、基础蜡的配制

石蜡易碎，为使之变得柔软，可配入适量蜂蜡及香油，具体比例可参考一般为：10：1：0.5。

二、熔蜡

将所需用量基础石蜡（视治疗部位而定，一般腰部用3斤左右即可）放入铝锅，置于文火上加热（一定用文火防止石蜡起烟燃烧），或热水盆内加热，或放入蜡疗仪内，待蜡完全熔化后（图2-2-1），加入蜂蜡、香油，边加边搅拌（搅拌过程需缓慢，防止蜡液溅起烫伤），继续加热，直到啪啪声或泡沫（水分）消失为止。

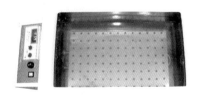

图2-2-1　熔蜡

三、加药

可根据病情配用不同的中药方，将药材研磨成末后，放入熔化的蜡锅内炸1分钟左右，放药时要缓，防止石蜡沸溢流出。

四、浇注模具

用于蜡饼法。预先根据治疗部位面积，备好合适不锈钢盘，一般约为$17.5×10.5×2.5cm^3$，为方便蜡饼脱模，浇蜡前先在方盘内均匀涂抹香油。将制好蜡液缓缓倒入盘里，待其自然降温至表面凝固（图2-2-2），此时双手端不锈钢盘略作摇动，要待蜡药表面基本没有波动感才可进行治疗。待蜡冷却凝固、软硬适中、形成蜡饼，再将蜡饼倒在塑料薄膜上（用塑料薄膜是防止操作者手上沾过多蜡，起到清洁作用），将蜡饼连同塑料薄膜一起再放入不锈钢方盘中（塑料薄膜在下，蜡饼在上），最后将蜡盘放入45℃温箱中保温，30分钟备用。蜡饼在温箱中保温的同时，用臭氧消毒30分钟。

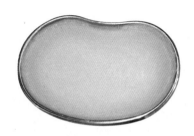

图2-2-2 成模

五、毛刷

如选用刷蜡法，作用于背部、腹部等部位可选用宽度约5~10cm的排刷或平毛毛刷（图2-2-3）；面部或关节等部位，可选取细毛牙刷刷蜡。

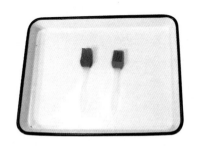

图2-2-3 蜡刷

第三节　操作方法

热蜡疗法是中医传统自然疗法的一种，它是用液态或半固态的石蜡、地蜡、蜂蜡（黄蜡），涂布或热敷局部以治疗疾病的一种方法，简称"蜡疗"。因石蜡价格便宜，药源较广，所以用石蜡治病的人越来越多，蜡疗也成为各医院、医疗机构的特色疗法。其中以皮肤科、骨科、妇科、脾胃科、外科等开展较多。

治疗前准备

治疗室室内温度在26~28℃之间，门窗关闭，让患者取坐位或俯卧位，充分暴露皮损区及其他蜡疗治疗区。治疗以皮损为单位，局部行常规清洁，破损区常规消毒。皮损区常规清洁，如表皮完整，可外涂精油以保护皮肤。

如作用于头面部，可先清洁局部，毛发处涂以凡士林，或以发带等固定毛发，然后按规定的方法进行治疗。目前常用的石蜡蜡疗方法有以下几种。

一、蜡饼法

（一）定义

是指将蜡液凝固成蜡饼后，紧贴于治疗部位的一种热蜡疗法，称之为蜡饼法。

（二）作用部位

皮肤科多用于背部、腰腹部等面积较大，或便于放置蜡饼的皮损部位。

（三）操作要点

1. 操作准备（图2-3-1）

治疗时蜡饼在恒温箱中放至温度合适，取出蜡盘放到治疗车上推到病室。

2. 治疗操作（图2-3-2~图2-3-5）

根据治疗部位的大小，用刀把蜡饼切割成需要的大小。

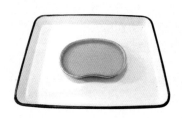

图2-3-1 熔蜡成形

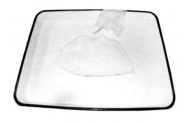

图2-3-2 削蜡装袋

将切好的蜡块或蜡饼放置于治疗部位，用一次性治疗巾包裹，再用大毛巾包裹，最后盖上棉被保暖。

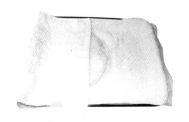

图2-3-3 包裹蜡饼

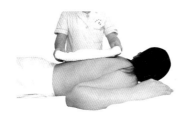

图 2-3-4　蜡饼外敷

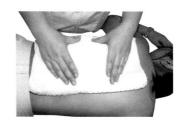

图 2-3-5　蜡饼外敷中

（四）注意事项

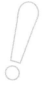

● 治疗前可于患者上肢内侧皮肤试温，以皮肤能耐受即可，一般温度为52～60℃左右，夏季可温度略低。

● 蜡疗时间一般为30～60分钟不等，冬季由于室温较低，蜡饼冷却快，治疗时需保证室温在26～28℃左右，治疗时间可根据蜡饼温度适当调整。

● 蜡饼在刚形成固态时，其内仍为液态，此时为患者治疗极易破裂，蜡液流出而烫伤患者。

● 皮肤敏感患者，可以保鲜薄膜或塑料袋外裹后贴于皮损处治疗。

二、刷蜡法

（一）定义

将适宜温度的蜡液以毛刷涂刷至作用部位的热蜡疗法，称之为刷蜡法。

（二）作用部位

皮肤科多用于面部、四肢，或躯干经络处等治疗部位。

（三）操作要点

1. 操作准备

治疗室室内温度在26～28℃之间，门窗关闭，让患者取坐位或俯卧位，充分暴露皮损区及其他蜡疗治疗区。

治疗以皮损为单位，局部行常规清洁，破损区常规消毒。皮损区常规清洁，如表皮完整，可外涂精油以保护皮肤。

2. 治疗操作（图2-3-6~图2-3-9）

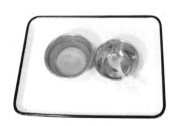

图2-3-6　刷蜡材料

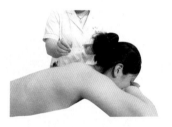

图2-3-7　刷蜡

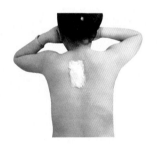

图2-3-8　刷蜡固定

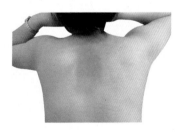

图2-3-9　刷蜡印

用毛刷浸蘸加热到50℃左右的蜡液，在治疗部位迅速而均匀地反复涂刷，使蜡层厚度达0.5～1cm。根据治疗部位选用不同材质外裹保温，待凉后取下。

（四）注意事项

- 蜡疗室禁止明火，防止点燃蜡液中油质，引起火灾。
- 蜡液洒落在地后极易引起人员打滑、摔跤，治疗结束后应注意清除滴落后凝固的蜡滴。
- 刷蜡一般较薄，避免因活动导致蜡膜破裂。

三、浸蜡法

（一）定义

又称蜡浴疗法，是指将治疗部位，反复多次浸入适宜温度蜡液中，形成蜡膜的热蜡疗法。临床还包括坐蜡疗法，该法主要适用于肛肠科疾病。

（二）作用部位

主要作用于手、足，甚或肘关节等肢体末端治疗部位。

（三）操作要点

1. 操作准备　待容器中蜡液温度降到55℃左右，再将手或足浸入蜡液，并迅速提起，避免烫伤。

2. 治疗操作　　待蜡膜形成后再反复浸入，直到蜡套厚度达
0.5～0.6cm，此后将手或足放入浴槽不再提出。待蜡液
完全冷凝后，取出手足，治疗结束。

（四）注意事项

● 每次可进行30～60分钟，注意保持适宜的室内温度，避免
室温太低，蜡液温度下降太快，起不到治疗作用。

● 首次浸入时可能有轻微灼痛不适感，待症状缓解后再继续
治疗。

● 每次浸蜡高度都应低于首次位置，以防烫伤无保护层的
皮肤。

● 手部治疗时应将手指分开。

四、蜡敷法

（一）定义

将消毒纱布垫浸蘸热蜡液，冷却后敷贴于治疗部位的一种热蜡
疗法。

（二）作用部位

头面、躯干部位均可采用蜡敷法。

（三）操作要点

1. 操作准备（图2-3-10，图2-3-11）

将蜡块熔化成糊状，备好消毒纱布。

2. 治疗操作（图2-3-12，图2-3-13）

将消毒纱布浸蘸热蜡液，冷却后敷贴在治疗部位上。然后再用另一块较小的浸有55～65℃蜡液的纱布，垫盖在第一块纱布垫上。根据治疗部位选用不同材质外裹保温，待凉后取下。

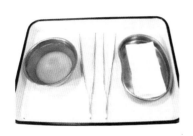

图 2-3-10　敷蜡材料

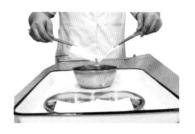

图 2-3-11　浸蜡

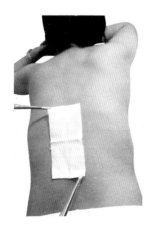

图 2-3-12　蜡纱外敷

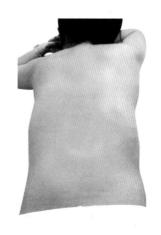

图 2-3-13　敷蜡印

（四）注意事项

- 开始敷贴纱布垫时，可以腕部测试温度，以皮肤感觉耐受为主。
- 后面放置的纱布垫需较前一块略小，防止烫伤局部。

五、石蜡绷带法

（一）定义

将石蜡液滴在皮损区，然后用绷带固定的一种热蜡疗法。

（二）作用部位

躯干、肢体及关节部位等均可采用石蜡绷带法。

（三）操作要点

1. 操作准备（图2-3-14）

将石蜡加热到100℃，经15分钟消毒后冷却到50~60℃。

2. 治疗操作（图2-3-15~图2-3-18）

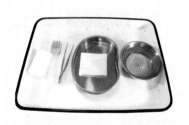

图 2-3-14　石蜡绷带材料

用消毒的毛刷将石蜡蘸滴在已清除痂皮、脓液或其他分泌物的创面上，然后盖上油纸和纱布垫，最后用绷带固定。经24小时后解开绷带，去掉石蜡，清洁创面，再进行第二次治疗。

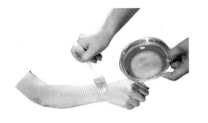

图 2-3-15　刷蜡

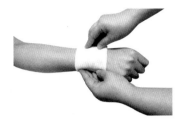

图 2-3-16　纱布外敷

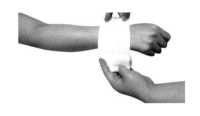

图 2-3-17　绷带固定

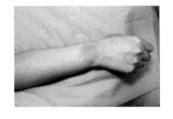

图 2-3-18　蜡印

（四）注意事项

- 因为石蜡液直接滴在皮损处，故应严格消毒，防止局部感染。

- 如局部可见脓性分泌物的创面，建议清创后以抗菌治疗为主。

六、蜡雾喷洒法

（一）定义

将蜡液加热消毒后，喷洒至皮肤创面处的一种热蜡疗法。

（二）作用部位

躯干、肢体及关节部位等均可采用蜡雾喷洒法。

（三）操作要点

1. 操作准备

石蜡加热到100℃，经15分钟消毒后，冷却到50~60℃。

2. 治疗操作

然后倒入经过消毒的喷管直径为2~3mm的喷雾器中，再将蜡喷洒在已清除痂皮、脓液或分泌物的创面上，包括患部周围2~3cm的健康皮肤。最后用石蜡纱布或蜡饼覆盖其上，盖以油纸、布单和棉被保温。每次30~60分钟。

（四）注意事项

- 因为石蜡液直接滴在皮损处，故应严格消毒，防止局部感染。
- 如局部可见脓性分泌物的创面，建议清创后以抗菌治疗为主。

七、蜡液浇灌法

（一）定义

将石蜡加热消毒后浇灌于皮损处的一种热蜡疗法。

（二）作用部位

躯干、肢体及关节部位等均可采用蜡液浇灌法。

（三）操作要点

1 ＞ 操作准备

石蜡加热到100℃，经15分钟消毒后，冷却到50～60℃。

2 ＞ 治疗操作

将消毒后的液态石蜡浇灌在已清除痂皮、脓液或其他分泌物的创面上。最后用石蜡纱布或蜡饼覆盖其上，盖以油纸、布单和棉被保温。每次30～60分钟。

（四）注意事项

- 因为石蜡液直接滴在皮损处，故应严格消毒，防止局部感染。

- 如局部可见脓性分泌物的创面，建议清创后以抗菌治疗为主。

八、炭蜡法

（一）定义

利用炭火加热使蜡熔化，从而起到治疗作用的热蜡疗法。

（二）作用部位

一般用于皮损突出部位，或皮损质地坚实处。

（三）操作要点

1. 操作准备	让患者取卧位，充分暴露皮损区，治疗以皮损为单位，局部常规清洁。用白面和水揉成面泥，搓成直径为1cm左右的细条状，围在皮损周围。
2. 治疗操作	面圈内撒上黄蜡末或贴敷黄蜡饼约1cm厚，面圈外皮肤以物覆盖，以防灼伤健康皮肤。然后用铜勺盛炭火，置蜡上烘烤使蜡熔化，随化随添蜡末，直至蜡与所围面圈高度平满为止，蜡冷后去掉。

（四）注意事项

● 注意治疗时温度不易过高，以皮肤耐受为宜。

九、艾蜡法

（一）定义

利用点燃艾绒后使蜡熔化，从而起到治疗作用的热蜡疗法。

（二）作用部位

一般用于皮损突出部位，或皮损质地坚实处。

（三）操作要点

❶ 操作准备　让患者取卧位，充分暴露皮损区，治疗以皮损为单位，局部常规清洁。用白面和水揉成面泥，搓成直径为1cm左右的细条状，围在皮损周围。

❷ 治疗操作　面圈内撒上黄蜡末或贴敷黄蜡饼约1cm厚，面圈外皮肤以物覆盖，以防灼伤健康皮肤。然后撒艾绒于蜡上，点燃艾绒使蜡熔化，随化随添蜡末，加层蜡末加层艾绒，直至蜡与所围面圈高度平满为止，蜡冷后去掉。

（四）注意事项

● 防止艾绒飘落至正常皮损处，导致局部烫伤。

● 治疗结束后，除去石蜡，拭去汗液，穿好衣服休息10分钟，出汗过多的患者应及时补充盐水。

第四节 适用范围

蜡疗作用于临床主要因为其具有温热、润肤、消肿等治疗作用，故临床多用于骨科、皮肤科、妇科、脾胃病科等，主要作用于以下疾病：

腰部扭伤及腰肌劳损；神经炎和神经痛；关节炎、腱鞘炎、滑囊炎、关节强直；瘢痕挛缩及术后粘连；血肿和局部水肿；臁疮、化脓性疮疡；虚寒性胃痛、腹痛及泄泻；慢性盆腔炎、卵巢功能障碍；神经性皮炎、慢性湿疹；痉挛性结肠炎、血管痉挛以及其他痉挛性疾病。

骨伤疾患

肌肉、肌腱、韧带、筋膜挫伤和扭伤、挤压伤，如腰肌劳损、肩周炎、网球肘等一些肌肉韧带的慢性损伤更为多见。

外科疾病

外伤或术后组织器官粘连、瘢痕疙瘩及关节挛缩强直、肉芽生长缓慢的慢性溃疡。

物理性疾病

烧灼伤和冻伤及其后遗症、骨折等。

关节疾患

各种关节炎，如颈椎病、腰椎间盘突出症、肩周炎、肱骨外上髁炎、腱鞘炎、滑膜炎、滑囊炎等。

肌病	周围神经疾病	消化系统疾患
肌炎、肌营养不良、肌萎缩及皮肤肌肉硬化症等。	神经外伤及其后遗症、周围性面神经麻痹、带状疱疹后遗神经痛、三叉神经痛等。	慢性胃炎、膈肌痉挛、反胃等。

妇科疾患	皮肤病
慢性盆腔炎、乳腺增生、痛经、月经不调等。	湿疹、黄褐斑、冻伤、神经性皮炎等：蜡疗可促进上皮组织生长，软化瘢痕组织，并恢复皮肤弹性。

第五节　注意事项及禁忌证

蜡疗是一种高温治疗方法，故在治疗时应注意做好以下几点，防止出现意外事故。

一、注意事项

（一）熔解石蜡不能直接加热

要采用文火加热法或隔水加热法，以防烧焦或燃烧。现代医疗多采用专业蜡疗仪来熔蜡，安全性极大提高。临床中选用石蜡应用于蜡疗时，主要利用其形态稳定，不易变形；含有油性物质，对皮肤有润滑作用等优点，直接贴敷在皮肤时，可使皮肤变软富有弹性、对瘢痕组织及肌肉萎缩有软化、松解作用。

（二）反复使用必须严格消毒

石蜡可以反复使用，但必须去除其中的汗水、污秽物和其他杂质，并且加热100~200分钟，反复使用必须严格消毒。

（三）重复使用需加入新蜡

用过的石蜡，其性能（可塑性及黏滞性）降低，重复使用时，每次要加入15%~25%的新蜡。

（四）创面

用于创面的石蜡不能重复使用。

（五）儿童使用温度宜低

儿童进行治疗时，应特别注意，因为儿童因惧怕情绪不合作，且皮肤细嫩，容易发生烫伤，因此治疗温度应稍低于成人。

（六）注意覆盖敷料

治疗部位皮肤有破裂可盖一层凡士林纱布。如局部有溃疡或伤口，应首先用高锰酸钾液冲洗，并盖以薄的蜡膜。

（七）准确掌握蜡的温度

准确掌握蜡的温度，蜡垫应以其接触皮肤表面温度为准，涂刷时要均匀，动作要迅速，否则容易流出而烫伤皮肤或损伤衣物；若治疗时患者有疼痛感，应立即检查。做蜡疗时 必须先向患者交代清楚，再次浸入蜡液时均不得超过第一层蜡膜的边缘，以免灼伤皮肤。

（八）放置

蜡垫冷却后变硬，应轻拿轻放，防止碰撞或是用力折叠，以免蜡垫破裂。加温后要先擦净蜡垫表面水分，再行治疗。

二、应对措施

治疗过程中如出现意外事故，应积极探寻原因，并对症处理，及时缓解患者的不适。

（一）皮肤过敏

在疗程中，必须注意观察和询问患者治疗部位的皮肤情况，如发现有皮疹，应立即停止治疗。其原因多见于蜡质不纯或变质(如高温后引起氧化) ；也有对胶布(或油布)过敏者，应酌情处理；患者出现过敏立即停止治疗。

（二）烫伤

出现意外烫伤的患者立即停止治疗并用冷水冲洗烫伤部位，涂以烫伤膏消炎止痛。烫伤后若出现较小的水泡可以自行吸收；若水泡较大无法自行吸收时，应用无菌针头抽吸渗出液，进行无菌消毒后，涂以烫伤膏以避免感染及促进伤口愈合。

（三）休克

治疗过程中出现呼吸困难、面色苍白、血压下降等休克症状时立即停止治疗，令患者呈平卧位，注意保暖，适当饮用糖水，患者症状无缓解者应采取相应内科治疗方法，必要时转入相关科室进行处理。

（四）诱发疾病

治疗过程中出现胸闷心悸、血压升高等症状时立即停止治疗，嘱患者静卧休息，若休息后患者症状仍无缓解者应进行内科治疗，必要时转入相关科室进行处理。

（五）其他

临床除了在治疗时注意必要的防护措施和应急处理外，还需注意蜡疗的禁忌证，避免导致患者病情加重。如患恶性肿瘤、活动性结核病、高热、感染性皮肤病、甲状腺功能亢进、有出血倾向的患者，应禁止蜡疗，在不知情的情况下治疗后发生危重情况，需积极应对。

3

临
床
篇

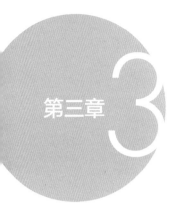

第三章 3 物理性皮肤病

第一节 冻疮（冻伤）

一、定义

冻疮是指人体受寒邪侵袭所引起的损伤。本病多见儿童、妇女及末梢血液循环不良者，经常在寒冷环境工作的人员也容易患本病。古代文献中有"冻风""冻裂"等名称，好发于体表暴露的部位如手（图3-1-1）、足、耳（图3-1-2）、鼻、颜面等，又称为"水浸手""水浸足""战壕足""冻烂疮"等。相当于西医的冻伤。

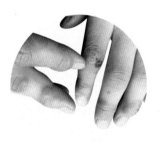

图3-1-1　手部冻疮

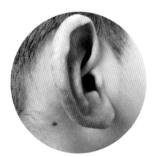

图3-1-2　耳部冻疮

二、病因病机

本病乃因素体气血虚弱，复感外寒，导致寒凝肌肤，经脉阻塞，气血凝滞而成。本病浅者，仅为皮肤络脉气血凝滞，成肿为斑；重者，肌肉脉络气血凝滞不通，复感邪毒，寒极化热，热盛肉腐而溃。

三、诊断要点

1 发病季节明显，有受冻与寒冷史。

2 皮损为局限性紫红色水肿性斑，好发于身体末梢部位，对称分布。

3 局部胀痒，遇热后加重，溃烂后疼痛。

4 病程缓慢，天暖自愈，易于复发。

四、辨证分型

1 阴盛阳衰证：皮损泛发全身，但以面部及双耳为主，自觉麻木冷感，肤色紫青，肿胀结块，灼痛发痒，手足清冷。舌淡苔白，脉沉细或沉涩。

2 血虚寒凝证：以四肢末端皮损较明显，主要表现为形寒肢冷，局部疼痛喜暖。舌淡而暗，脉沉细。

3 气血两虚证：皮损泛发于面部、双耳、四肢末端等，疮口溃烂，紫暗干塌，肉色灰白，滋流血水，久不收敛，畏寒肢冷。舌淡苔薄白，脉沉细。

五、热蜡疗法

蜡疗前准备：将加温熔化后的蜡液冷却至55～60℃后，确保蜡疗治疗室内温度在26～28℃之间，门窗关闭，让患者取坐位或卧位，充分暴露皮损区及其他蜡疗治疗区。治疗以皮损为单位，局部行常规清洁，破损区常规消毒。

阴盛阳衰证

治则 回阳救逆，温通血脉。

操作 皮损泛发全身，常选取背部督脉循行位置（图3-1-3）、腹部神阙穴（图3-1-4）周围蜡疗。

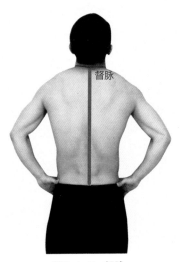

图3-1-3 督脉

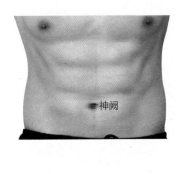

图3-1-4 神阙

背部督脉循行部位　选刷蜡法。患者取俯卧位，充分暴露背部，然后将提前备好的蜡液，纵向由大椎穴至尾骶部，用宽度为10cm左右的软毛毛刷反复涂刷，直至蜡膜厚达0.5~1.0cm，再用塑料布及棉垫保温，蜡膜变凉后取下。

腹部神阙穴及周围　选蜡饼法。患者取仰卧位，充分暴露腹部，治疗前可于脐部放置细辛、干姜等温通之品，然后将加温熔化的蜡液倒入圆盘或肾形盘中，冷却至温度50~55℃，厚度约2~3cm的蜡饼后，连布敷于神阙穴周围，待蜡凉后取下。

可于蜡液中加入透骨草、毛冬青、细辛、炮姜、桂枝、川椒等温经通络之品，以增加疗效。

临床可结合针刺、艾灸、中药熏洗、中药熏蒸等治疗。

疗程　每次治疗40~50分钟，每日1次，10~20次为一疗程。

血虚寒凝证

治则　补气养血，温通血脉。

操作　皮损多位于肢体末端，选浸蜡法或艾蜡法。

浸蜡法　将手足部清洁后，浸入蜡液内，立即迅速提出，蜡液在浸入部分的皮肤表面冷却凝成一薄层蜡膜。再如此反复浸入5次，直到蜡膜厚达0.5~1.0cm成为手套或袜套样的蜡套，然后再持续浸入蜡液10分钟左右，或定时将治疗部位的蜡套再浸入蜡液以求保温，或用棉垫裹在蜡壳外保温，直至手无温热感时，剥去蜡套。治疗过程中须防蜡套撕裂，以免烫伤皮肤。

艾蜡法　患者取坐位或卧位，充分暴露皮损区，取皮损区。用白面和水揉成面泥，搓成直径为1cm左右的细条状，围在皮损周围，面圈内撒上黄蜡末，或用黄蜡贴敷饼约1cm厚，面圈外皮肤以物覆盖，以防灼伤健康皮肤。然后将艾绒撒于蜡上，点燃艾绒使蜡熔化，随化随添蜡末，加层蜡末加层艾绒，直至蜡与所围面圈高度平满，蜡冷后去掉。

临床可配合梅花针叩刺、围刺、火针、中药封包等治疗。

可配合中药热敷、微波或紫外线或红光照射等治疗，或冬病夏治，于三伏天时用辛温之品研磨成末后敷于患处。

疗程　每次治疗40～50分钟，每日1次，10～20次为一疗程。

气血两虚证

治则　补气养血，温经通络。

　皮损多位泛发全身，四肢末端选用浸蜡法其他部位选蜡饼法或刷蜡法（具体操作同前）。

蜡饼法　将加热后完全熔化的蜡液倒入搪瓷盘或铝盘中，厚度约2～3cm，冷却至初步凝结成块时（表面温度45～50℃），用小铲刀将蜡块取出，敷于患部，外包塑料布与棉垫保温30～50分钟。

刷蜡法　选用合适宽度的软毛毛刷，先在患部刷一薄层蜡液，面积略大于病变部位，如此反复涂刷直至蜡膜厚达0.5～1.0cm时，再用塑料布及棉垫保温，蜡膜变凉后取下。

治疗过程中须防蜡套撕裂，以免烫伤皮肤。

可酌情配合热罨包、艾灸等治疗。

 每次治疗40～50分钟，每日1次，10～20次为一疗程。

六、按语

冻疮，西医称之为冻伤，是寒冷引起的一种局限性淤血性皮肤病。《外科正宗》谓："冻疮乃天时严冷，气血冰凝而成。"概括地说明了冻疮的发病原因主要为寒冷。中医外治特色疗法蜡疗，早期通过施治于皮损局部，温经通络，驱邪外出，使肿胀缓解，疼痛消失；病程迁延，正虚邪恋，予中药蜡疗以运行气血，温经通络，通则不痛，疼痛得以改善。由于蜡质能滋润皮肤，使皮肤保持弹性和柔软，因而对皲裂也有良好的预防作用。浸蜡疗法对冻疮的消肿作用很明显，是早期四肢末端冻疮较理想的治疗方法。蜡饼法适用于关节或面积较局限部位，如皮损散发，则适合刷蜡法。病情危重患者，多阳气虚衰，可增加督脉及神阙穴的治疗，因为督脉为人体奇经八脉之一，总督一身之阳经，六条阳经均与督脉交会于大椎，故称为"阳脉之海"，有调节阳经气血的作用；神阙穴，又名脐中，是人体任脉上的要穴，有温补肾阳、回阳救逆之效。故患者病情较重时，或皮损范围较大时，可选督脉及神阙穴以温补脾肾，回阳救逆。《本草纲目·虫部》中又记载："脚上冻疮。浓煎黄蜡涂搽。汤火伤疮，红肿成脓。用麻油四两、当归一两，煎焦去渣，加黄蜡一两搅化，放冷后摊布上贴好，极效。"冻疮是一顽疾，治疗方法不正确往往迁延不愈，故临床发病后应积极治疗。

七、注意事项

- 在日常生活中进行耐寒锻炼，如冷水洗脸，冷水洗足，或冬泳。

- 在寒冷环境下工作时宜注意肢体保暖、干燥。

- 对手、足、耳、鼻等暴露部位应予保护，鞋袜不宜过紧。

- 受冻后不宜立即局部加热或烘烤，以防溃烂成疮。

- 在寒冷环境下工作时间不宜过长。

- 寒冷季节可增加高能量食物的摄入。

第二节　皲裂疮（手足皲裂）

一、定义

皲裂疮是一种主要发生于秋冬季的手足干燥和开裂的常见皮肤疾病。主要表现为手掌、足跖部皮肤增厚、干燥、粗糙、皲裂等（图3-2-1）。中医学又称之为"皴裂疮""裂口疮""干裂疮"等。相当于西医的手足皲裂。

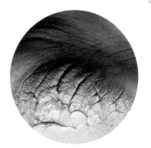

图3-2-1　皮肤皴裂

二、病因病机

本病主要是由于素体血虚，局部经常摩擦，致肌肤破裂，或水湿、外毒浸渍而成。

三、诊断要点

❶ 多发于秋冬之季。

❷ 常见于成人，尤其好发于工人、农民、渔民及某些行业（如饮食、理发等）的服务人员等。

❸ 皮损发生于手掌、足跖部。

❹ 表现为皮肤粗糙、干燥，甚者出现皲裂，或出血、疼痛。

四、辨证分型

血虚风燥证：血虚风燥，肌肤失养，掌跖皮肤干枯，关节活动处裂口较深，或者出血或结痂，遇冷或碰撞后疼痛加重，舌质淡红，苔少，脉细数。

五、热蜡疗法

将加温熔化后的蜡液冷却至55～60℃后，让患者取站位或坐位，充分暴露皮损区。治疗以皮损为单位，局部行常规清洁。

治则 养血润燥，活血化瘀。

操作 浸蜡法　将双手（或双足）浸入备好的蜡液，立即迅速提出，蜡液冷却凝成薄层蜡膜后，再如此反复浸入5次，直到蜡膜厚达0.5~1.0cm成为手套或袜套样的蜡套，然后再持续浸入蜡液10分钟左右以求保温，30分钟后取下蜡膜。治疗过程中须防蜡套撕裂，以免烫伤皮肤。

可于蜡液中加入透骨草、黄精、地榆、白及、红花、白矾等润燥止痒，化瘀通络之品以增加疗效。或在患处涂层防裂膏（主要成分：尿素10g、白及30g、土大黄15g、地骨皮20g、当归30g、凡士林250g，研末调入成膏状）后浸入备好的蜡液，取热烘治疗之效。

可酌情配合中药封包疗法、贴膏疗法等治疗。

疗程 每日1次，20~30次为一疗程。

六、按语

皲裂疮，西医称之为手足皲裂。好发于成年人，尤其是中老年人，是因为这些病变部位表皮角化增厚、皮肤组织肿胀、弹性降低，再由于活动的牵拉或者因为角化增厚的角质层水分蒸发，角质层因失水而收缩，致使皮肤断裂，形成皲裂，裂口多与皮纹一致。也与这些部位角质层较厚，没有皮脂腺分泌皮脂滋润和保护皮肤，虽然仅有汗腺，冬天寒冷不易出汗，没有汗水湿润皮肤，皮肤干燥，失去弹性，强烈活动、牵拉，导致皮肤皲裂。本病多发于冬季，皮肤常肥厚、干燥而疼痛，影响人们的工作和生活。本病的治疗以外治为主，但对素体血虚者，兼服一些养血祛风润燥之品，对提高和巩固疗效有一定的帮助。如《诸病源候论·虚荣手足皮剥候》云："血行通荣五脏，五脏之气，滋养肌肤。虚劳内伤，血气衰弱，不能外荣于皮，故皮剥也。"治疗以益气养血、滋阴润燥为主。蜡疗具有可加强细胞膜通透性，减轻组织水肿，产生柔和的机械压迫作用，使皮肤柔软并富有弹性，从而缓解症状。

七、注意事项

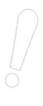

● 注意手足等部位的保湿护理，冬季注意加强保暖。

● 洗手时避免使用碱性过强的洗涤用品。

● 患有手足部真菌性疾病时，需积极治疗原发病。

● 特殊工种，避免手足部直接接触机油、有机溶剂、酸性或碱性溶液、灰尘等，必须接触后及时洗手。

第四章 4 结缔组织性皮肤病

第一节 皮痹（硬皮病）

一、定义

皮痹是一种以皮肤及各系统胶原纤维进行性硬化为特征的结缔组织病。其特点是皮肤进行性肿胀至硬化，最后发生萎缩。临床分为局限性和系统性两种，前者局限于皮肤，后者除皮肤外，还常累及肺、胃肠、心及肾等内脏器官。本病古代文献称之为"皮痹"。相当于西医的硬皮病。

二、病因病机

本病多因营血不足，外受风寒湿之邪，经络阻隔，气血凝滞；或肺、脾、肾三脏亏虚，卫外不固，腠理不密，复感寒湿之邪，经络不畅，气血失和而发病。

三、诊断要点

❶ 本病可发生于任何年龄，但以青、中年女性多见。

❷ 皮损好发于头面、四肢、躯干；系统性硬皮病可侵犯内脏各器官，但以消化系统、呼吸系统多见。

❸ 特征性皮损：局限性硬皮病初期为紫红色斑，慢慢扩大，颜色渐渐变淡，皮肤发硬。毳毛脱落，局部无汗，后期皮肤萎缩，色素异常。系统性硬皮病可分为浮肿期、硬化期、萎缩期。肢端硬化症皮肤硬化仅发生于肢端。良性硬化症以皮肤钙质沉着、雷诺现象、指（趾）端皮肤硬化、毛细血管扩张为特征；若伴有食道功能障碍者，则称CREST综合征。

❹ 系统损害：系统性硬皮病可侵犯内脏各器官，但以消化系统、呼吸系统多见。循环系统、泌尿、神经、内分泌等系统也可累及。

❺ 实验室检查：轻度贫血，血中嗜酸性粒细胞增多、血沉加快，血中纤维蛋白原含量明显增高，丙种球蛋白增高，血液凝固性增强。

❻ 本病大多数无内脏损害，病情进展缓慢，预后较好；若侵及内脏，呈弥漫性分布，则病情进展快，预后差，有生命危险。

四、辨证分型

❶ 风寒湿痹证：相当于初期，表现为肢端青紫、苍白，遇寒加剧，皮纹消失，紧张变厚，呈非凹陷性水肿，皮色苍白或黄褐，皮温较低，皮损处感觉刺痛或麻木，或伴骨节疼痛，无汗。舌质淡，苔薄白，脉濡。

❷ 气滞血瘀证：相当于硬化期，表现为皮肤变硬，有蜡样光泽，捏起困难，色素异常或有毛细血管扩张，肌肤甲错，毛发干枯脱

落，面部表情呆板，眼睑、口唇青紫而薄，张口受限，胸部紧束感，手指屈伸困难，关节活动不利，或有血尿，或有胸闷，或皮下有包块、结节，妇女月经量少有血块或闭经。舌质紫暗或有瘀点、瘀斑，舌下静脉迂曲扩张，脉涩或细涩。

❸ 肺脾气虚证：相当于萎缩期，表现为肤如皮革，干燥，甚则皮肤萎缩，皮纹消失，毛发脱落，伴疲倦乏力，体重减轻，纳差，便溏。舌胖淡嫩，边有齿印，苔薄白，脉细弱或沉缓无力。

❹ 脾肾阳虚证（图4-1-1～图4-1-4）：相当于系统性硬皮病后期，表现为皮肤菲薄如羊皮纸状，紧贴于骨；面色晦暗无光，表情淡漠，呈假面具样，鼻尖如削，唇薄色淡、周围放射状沟纹、齿龈外露、松弛易落，眼睑不合，手如鸟爪，骨节隆起，或有溃疡，关节强直、活动困难，胸部皮肤坚硬、状如披甲、呼吸受限，常伴畏寒肢

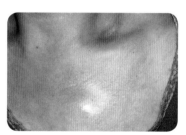

图4-1-1 硬皮病

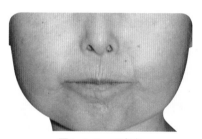

图4-1-2 硬皮病

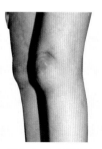

图4-1-3 硬皮病

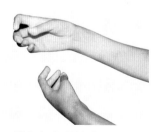

图4-1-4 硬皮病

凉，纳呆，吞咽不畅，便溏，心悸气短，头昏目眩，腰酸肢软，神疲劳倦。月经不调，阳痿遗精，性欲减退或消失，舌淡胖或有齿痕，苔薄，脉沉细无力或沉紧或迟缓。

五、热蜡疗法

将加温熔化后的蜡液冷却至55~60℃后，确保蜡疗治疗室内温度在26~28℃之间，门窗关闭，让患者取坐位或俯卧位，充分暴露皮损区及其他蜡疗治疗区。治疗以皮损为单位，局部行常规清洁。

风寒湿痹证

治则 祛风散寒，温经通络。

操作 蜡饼法　如皮损发于躯干部，选蜡饼法。根据病变大小和皮损的形状取蜡适量，加温熔化后倒入备好铺有白布的模型内，待蜡冷至不流动时趁热将成形的蜡连布敷于患处，待蜡凉后取下。

刷蜡法　如皮损发于额面部，选刷蜡。施术前先用发带、发卡等将头发固定，然后用软毛排笔蘸蜡液均匀涂刷在病患部位，如此反复涂刷直至蜡膜厚达0.5~1.0cm时，再用塑料布及棉垫覆盖保温，蜡膜变凉后取下。

可于石蜡中加独活、桑寄生、桂枝、防风、细辛、刘寄奴、羌活、桑枝等温经通络之品，以增加疗效。

临床可配合电针、艾灸、中药热熨（软皮热敷散，陕西省中医医院自产制剂）治疗等以增加疗效。

疗程 每次治疗40~50分钟，每日1次，10~20次为一疗程。

气滞血瘀证

治则 活血软坚，化瘀通络。

操作 蜡饼法　此型皮损多位于胁肋部，选蜡饼法。根据病变大小和皮损的形状取蜡适量，加温熔化后倒入备好铺有白布的模型内，厚度约2~3cm，冷却至不流动时，趁热（45~50℃）将成形的蜡连布敷于患处，待蜡凉后取下。

可于石蜡中加红花、桂枝、防风、细辛、赤芍等温经通络之品，以增加疗效。

临床可配合电针围刺、火针、中药热敷等治疗。

疗程 每次治疗40~50分钟，每日1次，10~20次为一疗程。

肺脾气虚证

治则 健脾益肺，活血通络。

操作 蜡饼法　皮损以胸背部较多见，选蜡饼法。根据病变大小和皮损的形状取蜡适量，加温熔化冷却至合适温度后，制为蜡饼，敷于患处，凉后取下。

可于石蜡中加附子、桂枝、防风、细辛、羌活、独活、桑枝等温经通络之品，以增加疗效。

临床可结合足底涌泉穴艾灸、中药熏蒸、热烘疗法、火针等治疗。

每次治疗40～50分钟，每日1次，10～20次为一疗程。

脾肾阳虚证

 健脾益气，温肾助阳。

 常选取背部督脉循行位置、腹部神阙穴周围及手足行蜡疗。督脉经以蜡饼法和刷蜡法为主，腹部以蜡饼法为主，手足部以浸蜡法为主。

背部督脉循行部位　由大椎穴至尾骶部先涂一薄层蜡液，宽度包括双侧夹脊穴，如此反复涂刷直至蜡膜厚达0.5～1.0cm时，再用塑料布及棉垫保温，蜡膜变凉后取下。

腹部神阙穴及周围　治疗前可于脐部放置细辛等温通之品，然后将加温熔化后的蜡液冷却至厚度约2～3cm的蜡块后连布敷于患处，待蜡凉后取下。

手足部　将手足部清洁后，浸入蜡液内，立即迅速提出，蜡液在浸入部分的皮肤表面冷却凝成一薄层蜡膜。再如此反复浸入5次，直到蜡膜厚达0.5～1.0cm成为手套或袜套样的蜡套，然后再持续浸入蜡液10分钟左右，或定时将治疗部位的蜡套再浸入蜡液以求保温，或用棉垫裹在蜡壳外保温，直至手无温热感时，剥去蜡套。治疗过程中须防蜡套撕裂，以免烫伤皮肤。

可于蜡液中加入附子、独活、川乌、木通、红花、透骨草、艾叶等温经通络之品，以增加疗效。

临床可结合温针灸、督脉长蛇灸、皮损区回旋灸、中药熏洗、中药熏蒸等治疗。

疗程 每次治疗50~60分钟，每日1次，10~20次为一疗程。

六、按语

皮痹，西医称之为硬皮病，可能是在一定遗传背景基础上再加持久的慢性感染而导致的一种自身免疫性疾病，中医则考虑因寒凝血瘀，气血两亏，经络不通，肌肤板结而致。局限性硬皮病，中医辨证以风寒湿痹、气血瘀滞等为主，治疗以局部外治为主，中医外治特色疗法蜡疗，通过作用于局部皮损区产生的温热作用，促进周围血液循环，加快局部新陈代谢，逐步使已硬化的组织恢复其正常功能。系统性硬皮病，晚期多表现周身皮肤发硬、四肢不温、手足发凉发紫、腰膝酸软、小便清长等症，常可累及肺、胃肠、肾等内脏系统，故可结合督脉、神阙等具有温肾助阳、回阳救逆之经脉穴位共同行刷蜡法或蜡饼法治疗；手足部因位于肢体末端，血运循环较差，常肢冷不温，双手部可出现雷诺征，而足底为足少阴肾经的循行部位，故可于手足部行浸蜡法以温肾通脉。

七、注意事项

- 嘱患者除衣被保暖外，在寒冷环境的时间不宜过久。冬季室温应不低于20℃。夏季使用空调降温，室温也不宜过低，一般宜保持在26~28℃左右。

- 避免过度紧张，树立战胜疾病的信心。

- 忌食寒凉性食物，防止病损处外伤。

- 饮食营养丰富、均衡，多食用高蛋白食物及新鲜水果蔬菜。

第二节 燥痹（干燥综合征）

一、定义

燥痹是一种累及全身外分泌腺的系统性自身免疫病，主要侵犯泪腺和唾液腺，以眼干、口干为主症。本病属于古代文献称"燥痹"范畴。相当于西医的干燥综合征。

二、病因病机

本病的发生乃燥毒为患，燥毒源于燥邪，而猛于燥邪，更加消烁阴液，败坏形体，内伤脏腑，外干九窍，发于肌肤。

三、诊断要点

1 中年女性多发。

2 眼干，呈干燥性角膜结膜炎；口干，唾液减少；关节炎或关节疼痛；皮肤干燥、脱屑、黏膜可干燥或萎缩，毛发干燥、稀疏。

3 呼吸道黏膜腺体受累可发生气管炎、间质性肺炎、肺纤维化；消化道黏膜腺体受累可发生吞咽困难、胰腺炎、肝脾肿大。

④ 实验室检查：轻度贫血，血沉增快，RF（＋），抗SS-A抗体（＋），抗SS-B抗体（＋）；唾液腺和泪腺功能减退。

⑤ 组织病理：颌下腺、泪腺和腮腺内呈大量淋巴细胞浸润，后期被纤维组织代替。

四、辨证分型

燥毒蕴结证：出现口燥舌糜、目赤多眵、咽喉肿痛、关节肿痛变形、皮下瘀斑，可出现过敏性紫癜样皮疹，多见于下肢，为米粒大小边界清楚的红丘疹，压之不褪色，分批出现，可自行消退而遗有褐色色素沉着。甚则高热不退、喘粗憋闷。舌红苔少，脉沉细数。

五、热蜡疗法

将加温熔化后的蜡液冷却至55～60℃后，确保蜡疗治疗室内温度在26～28℃之间，门窗关闭，让患者取坐位或卧位，充分暴露皮损区及其他蜡疗治疗区。治疗以皮损为单位，局部行常规清洁。

燥毒蕴结证

治则 养阴生津，润燥解毒。

操作 蜡饼法　如皮损发于头面部，或关节肿痛，选蜡饼法。根据皮损的形状和疼痛部位取蜡适量，加温熔化后倒入备好铺有白布的模型内，待蜡冷至不流动时趁热将成形的蜡连布敷于患处，待蜡凉后取下。

浸蜡法　如皮损发于手足部，选浸蜡法。将手足部清洁后，浸入蜡液内，立即迅速提出，冷却凝成一薄层蜡膜后，再如此反复浸入5次，直到蜡膜厚达0.5～1.0cm成为手套或袜套样的蜡套，然后再持续浸入蜡液10分钟左右，或定时将治疗部位的蜡套再浸入蜡液以求保温，或用棉垫裹在蜡壳外保温，直至手无温热感时，剥去蜡套。治疗过程中须防蜡套撕裂，以免烫伤皮肤。

可于蜡液中加入当归、麦冬、丹参、白芍、透骨草、金银花、连翘、鬼箭羽等养阴生津、润燥清热之品以增加疗效。

临床可结合针刺、中药熏洗、中药熏蒸等治疗。

 每次治疗50～60分钟，每日1次，10～20次为一疗程。

六、按语

　　燥痹，西医称之为干燥综合征，是一种主要累及外分泌腺体的慢性炎症性自身免疫性疾病，中医则考虑因燥毒伤津，肌肤失润而致。燥毒，即暴烈的燥气。《素问·五常政大论》："太阴在泉，燥毒不生。"王冰注："夫毒者，皆五行标盛暴烈之气所为也。"即"邪极生毒"。故中医治疗总体以燥毒伤津为主因，治以养阴生津，润燥解毒。

七、注意事项

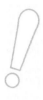

- ● 应根据自身肤质选用合适保湿品，避免皮肤干燥。

- ● 注意防晒，保持室内适度。

- ● 合理安排作息时间，保持乐观情绪。

- ● 避免经常进食刺激性食物，多食用高蛋白食物及新鲜水果蔬菜，并适当饮水。

第五章 5 病毒性皮肤病

第一节　扁瘊（扁平疣）

一、定义

扁瘊（图5-1-1）是一种好发于颜面、手背、前臂等处的病毒性赘生物。古代文献称之为"扁瘊"。相当于西医的扁平疣。

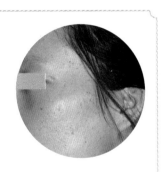

图5-1-1　扁平疣 ▶

二、病因病机

多因脾不健运，湿浊内生，复感外邪，凝聚肌肤所致，热客于肌表，风毒久留，郁久化热，气血凝滞而发；或肝火妄动，气血不和，阻于腠理而致病；或气血亏虚，血行无力，发于肌表而发病。

三、诊断要点

1 皮损常见于青年人的面部，手背及前臂、颈部也可发生。

2 皮损为正常皮色或浅褐色的针头大小或稍大的扁平丘疹。圆形、椭圆形或多角形，表面光滑，境界清楚，散在或密集，常由于搔抓而自体接种，沿抓痕呈串珠状排列。

3 无自觉症状或偶有痒感，经过缓慢，可自行消退。消退前常出现炎症反应，异常瘙痒，可能复发。

四、辨证分型

1 风热蕴结证：疣体突发，散在或密集，偶有微痒。舌红苔白，脉弦数。

2 肝经郁热证：疣体初发，数目较多，呈浅褐色或灰褐色，伴有微痒，口干心烦，大便干结。舌红苔薄，脉弦数。

3 气血亏虚证：疣体分布疏散，呈肤色，日久不退，食少便溏，四肢困乏无力。舌淡苔薄白，脉沉细。

五、热蜡疗法

将加温熔化后的蜡液冷却，确保蜡疗治疗室内温度在26～28℃之间，门窗关闭，根据皮损部位，让患者取坐位或卧位，可于治疗前将头发等用发带等固定，充分暴露皮损区，保护眼、口、鼻及双耳等，局部行常规清洁。

风热蕴结证

治则 清热解毒，祛风散结。

操作 刷蜡法　本证皮损多发于面部，可选用刷蜡法。熔化的蜡液冷却到约50℃时，用排笔蘸蜡液均匀涂刷在病患部位，使蜡液在皮肤表面冷却凝成一薄层的蜡膜；再如此反复涂刷直至蜡膜厚达0.3～0.5cm。待蜡凉后取下。

蜡液中可增加板蓝根、荆芥、防风、木贼、生薏苡仁、浙贝母等清热散结之品，以增加疗效。

临床可酌情配合火针、耳穴压籽等治疗。

疗程 每日1次，20～30次为一疗程。

肝经郁热证

治则 疏肝清热，解郁散结。

操作 刷蜡法　本证皮损多发于面部、躯干部等，选用刷蜡法。充分暴露皮损区，将冷却蜡液均匀涂刷在病患部位，使蜡液在皮肤表面冷却凝成一薄层的蜡膜；再如此反复涂刷直至蜡膜厚达0.3～0.5cm。待蜡凉后取下。

可于蜡液中加入柴胡、郁金、木贼、土茯苓、香附等疏肝解郁之品，以增加疗效。

临床可配合火针、局部中药热敷等治疗。

疗程 每日1次，10次为一疗程。

气血亏虚证

 治则　补脾益气，调和气血。

 操作　根据皮损不同部位选用不同的蜡疗方法。
如皮损发于头面部，选用刷蜡法。如皮损发于躯干部，选用蜡饼法。具体操作方法同上。
临床可配合艾灸、药物面膜、火针等治疗。

 疗程　每次治疗30～40分钟，每日1次，15～20次为一疗程。

六、按语

扁瘊，西医称之为扁平疣，为病毒性皮肤病。中医多从病因病机着手，认为风热邪毒侵入体内，或体内肝虚血燥，筋气不荣，气血不和，热毒外发郁积肌肤而发病，故治疗多从清热解毒、疏肝清热、活血化瘀方面着手。《黄帝内经·灵枢·经脉篇》有"虚则生疣"，所以部分久治效不佳者，常需根据舌脉考虑脾虚痰湿阻络治病的可能，从而标本兼治。

七、注意事项

- 避免搔抓，防止病毒接种而自身传播。
- 认真服药、涂药。
- 幼儿园或集体生活勿共用衣物和浴巾，并注意消毒。

第二节　蛇串疮（带状疱疹）

一、定义

蛇串疮（图5-2-1）是一种皮肤上出现成簇水疱、呈带状分布、痛如火燎的急性疱疹性皮肤病。古代文献称之为"蜘蛛疮""火带疮""缠腰火丹"等。本病相当于西医的带状疱疹。

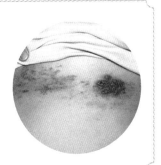

图5-2-1　肋肋部带状疱疹 ▶

二、病因病机

本病多因情志内伤，肝经郁热；或阳虚寒凝，血脉瘀滞，外溢肌肤而生；或气血亏虚，血脉瘀滞，发于肌肤而成。本病初期以郁火外发为主，后期属正虚血瘀、气血不通多见。

三、诊断要点

❶ 发疹前可有疲倦、低热、全身不适、食欲不振等前驱症状。

❷ 患处有神经痛，皮肤感觉过敏。

❸ 好发部位为一侧腰胁（图5-2-1）、胸背、头面（图5-2-2）、四肢（图5-2-3）等处，其他部位亦可发生。

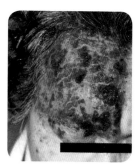

图5-2-2　头面部带状疱疹

❹ 皮疹为红斑上簇集性粟粒至绿豆大水疱，疱液常澄清。

❺ 皮疹常单侧分布，一般不超过躯体中线。

❻ 病程有自限性，约2～3周，愈后可留色素改变，发生坏死溃疡者可留瘢痕。

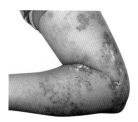

❼ 头面部带状疱疹可累及眼耳部，引起疱疹性角膜结膜炎或面瘫等。

图5-2-3　上肢带状疱疹

四、辨证分型

❶ 肝经郁热证：疼痛区域多为躯干胁肋部，可见红色簇状粟米大小水疱，平素性情偏强。舌红苔黄，脉沉细数或弦数。

❷ 寒凝血脉证：疼痛区域可见少量疱疹，周围无明显红斑，触之肤凉，平素怕冷喜暖。舌淡暗苔白厚，脉沉细。

❸ 气血亏虚证：皮损区水疱数量较少，且分散，疱壁相对松弛，平素体倦喜卧，常感困乏无力。舌淡苔白，脉沉无力。

五、热蜡疗法

根据疼痛部位，让患者取坐位或卧位，充分暴露皮损区。治疗以皮损为单位，局部行常规消毒。

肝经郁热证

治则 化瘀止痛，疏肝行气。

操作 蜡饼法　此型多发于躯干部，选用蜡饼法。将加热后完全熔化的蜡液倒入搪瓷盘或铝盘中，厚度约2~3cm，冷却至初步凝结成块时（表面温度45~50℃），用小铲刀将蜡块取出，敷于患部，外包塑料布与棉垫保温30~60分钟。
临床可酌情配合围刺、火针、贴棉灸、艾灸、刺络放血、梅花针、拔罐等治疗。

疗程 每日1次，20~30次为一疗程。

寒凝血脉证

治则 温经通脉，活血止痛。

操作 浸蜡法　此型多发于四肢末端，选用浸蜡法。熔化后的蜡液冷却到55~60℃时，先在患部涂一薄层蜡液，面积略大于病变部位，然后将患处浸入蜡液内，立即迅速提出，蜡液在浸入部分的皮肤表面冷却凝成一薄层蜡膜。再如此反复浸入5次，直到蜡膜厚达0.5~1.0cm成为手套或袜套样的蜡套，然后再持续浸入蜡液10分钟左右，或定时将治疗部位的蜡套再浸入蜡液以求保温，30分钟后取下蜡膜。治疗过程中须防蜡套撕裂，以免烫伤皮肤。

同时可配合足底涌泉穴（图5-2-4）及背部督脉行刷蜡法以增强温热之效。用排笔蘸蜡液均匀涂刷在治疗部位，使蜡液在皮肤表面冷却凝成一薄层的蜡膜；再如此反复涂刷直至蜡膜厚达0.5cm即可，待蜡凉后取下。

可于蜡液中加入透骨草、毛冬青、细辛、炮姜、桂枝、川椒等温经通络之品，以增加疗效。

临床可配合针刺、艾灸、火针、热罨包等治疗。

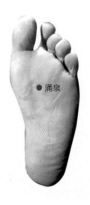

图5-2-4　涌泉

疗程　每日1次，20～30次为一疗程，可更长。

寒凝血脉证

治则　温经通脉，补益气血。

蜡疗　刷蜡法　多选用刷蜡法。熔化后的蜡液冷却到55～60℃时，先在患部涂一薄层蜡液，面积略大于病变部位，然后将患处浸入蜡液内，立即迅速提出，蜡液在浸入部分的皮肤表面冷却凝成一薄层蜡膜。再如此反复浸入5次，直到蜡膜厚达0.5～1.0cm成为手套或袜套样的蜡套，然后再持续浸入蜡液10

分钟左右，或定时将治疗部位的蜡套再浸入蜡液以求保温，30分钟后取下蜡膜。治疗过程中须防蜡套撕裂，以免烫伤皮肤。

同时可配合关元、气海、足三里（图5-2-5）行蜡饼法以增强温补元气之效。

可于蜡液中加入透骨草、毛冬青、细辛、炮姜、桂枝、川椒等温经通络之品，以增加疗效。

临床可配合针刺、艾灸、火针、热罨包等治疗。

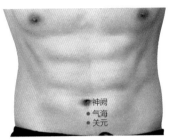

图5-2-5　腹部穴位

疗程　每日1次，20~30次为一疗程，可更长。

另　如局部皮损破裂，或有感染时，可使用石蜡绷带法、蜡雾喷洒法或蜡液浇灌法。

石蜡绷带法　将石蜡加热到100℃，经15分钟消毒后冷却到50~60℃。用消毒的毛刷将石蜡蘸滴在已清除痂皮、脓液或其他分泌物的创面上，然后盖上油纸和纱布垫，最后用绷带固定。经24小时后解开绷带，去掉石蜡，清洁创面，再进行第二次治疗。

蜡雾喷洒法　将蜡液倒入经过消毒直径为2~3mm的喷雾器中，再将蜡喷洒在已清除痂皮、脓液或分泌物的创面上，包括患部周围2~3cm的健康皮肤。最后用石蜡纱布或蜡饼覆盖其上，盖以油纸、布单和棉被保温。每次30~60分钟。

蜡液浇灌法　将消毒后的液态石蜡浇灌在已清除痂皮、脓液或其他分泌物的创面上。最后用石蜡纱布或蜡饼覆盖其上，盖以油纸、布单和棉被保温。每次30~60分钟。

六、按语

蛇串疮病，西医称之为带状疱疹，严重者常影响患者正常生活及工作。疼痛程度轻重不等，且与皮疹严重程度无一定关系，通常与年龄呈正相关，40岁以上的病人，发生率在30%左右，年龄越大疼痛越剧烈，甚至难以忍受。本病的治疗早期以清热解毒、通络止痛为主要治则，皮损消退后以活血化瘀、通络止痛为主，但对素体血虚者，兼服一些补益气血之品，对提高和巩固疗效有一定的帮助。

七、注意事项

- 合理饮食，摄入适量的水、蛋白质、维生素及微量元素，戒烟、戒酒，避免服用诱发或加重皮损的药物，科学忌口，忌食辛辣、腥发、油腻之品。注意休息，调畅情志，清淡饮食，多吃蔬菜水果。

- 生活规律，起居有常，加强身体锻炼，增强体质，减少外感的机会，避免不良生活习惯，保持平稳安定的情绪与积极乐观的态度。

- 皮损处避免水洗，以免刺激水疱破裂感染。

- 年老体弱的患者要防止其严重并发症的发生：老年人大多数免疫功能低下，在有关病因的作用下容易患带状疱疹，患病后容易发生严重的并发症。体弱之人，特别是长期应用皮质激素的患者也是这样。所以防止其严重并发症的发生非常重要。

附　带状疱疹后遗神经痛

一、定义

带状疱疹后遗神经痛为带状疱疹皮疹愈合后4~6周局部存在持续样灼烧样、刀割样或电击样疼痛。本病亦归属于中医学"蛇串疮"范畴。

二、病因病机

外感毒邪，内有肝郁化火，病邪内外勾结，阻于经络，以致经络气血瘀滞，不通则痛；或脾胃虚弱，年老体弱，不足以及时抗邪外出，病邪为患日久，病伤积久入络，气血皆瘀。

三、诊断要点

❶ 各个年龄段均可发病，以老年人为多为重。

❷ 发病前1个月左右有带状疱疹病史。

❸ 疼痛区域常可见色素沉着斑或色素减退斑。

❹ 带状疱疹皮损消退部位存在持续样灼烧样、刀割样或电击样疼痛。

四、辨证分型

❶ 经络阻滞证：疼痛区域可见褐色斑片，痛时如电击，如针刺，痛不堪言，平素性情急躁，倔强。舌质暗红，苔少，脉弦涩。

❷ 气血亏虚证：疼痛区域多为头面或躯干胁肋部，可见白色斑片，部分可见瘢痕，平素自觉体乏无力，肢倦喜卧。舌质淡，苔薄白，脉沉细。

五、热蜡疗法

施术前保持皮损区清洁，治疗以皮损为单位，局部行常规消毒。

经络阻滞证

治则 温经通络，活血止痛。

操作 蜡饼法 将适宜温度（表面温度45～50℃）的蜡块取出，敷于患部，外包塑料布与棉垫保温。

临床可酌情配合围刺、火针、刺络放血、梅花针、拔罐等治疗。

疗程 每次治疗40～60分钟，每日1～2次，15～20次为一疗程。

气血亏虚证

治则 补益气血，温通血脉。

操作 刷蜡法 熔化的蜡液冷却到55～60℃时，用排笔蘸蜡液均匀涂刷在病患部位，使蜡液在皮肤表面冷却凝成一薄层的蜡膜；再如此反复涂刷直至蜡膜厚达0.5～1.0cm时，外面再包一块蜡饼，或者将蜡膜涂刷至0.5～1.0cm厚，然后再用塑料布及棉垫保温。

临床可配合针灸、艾灸、紫外线或红光照射等治疗。

疗程 每次治疗30～40分钟，每日1次，20～30次为一疗程。

六、按语

蛇串疮病，西医名为带状疱疹。疱疹皮损消退后1月仍感疼痛者为后遗神经痛，出疹时间长者更容易发生后遗神经痛。另外还有患者有无合并内科消耗性疾病有关，合并疾病者，疼痛缓解越慢。90%的患者局部皮肤正常刺激时即可诱发疼痛是带状疱疹后遗神经痛的特点。一般来说此种疼痛可持续数月之久，甚至数年。临床以缓解疼痛为主要诉求。本病的治疗以活血化瘀，通络止痛为主，在此基础上根据患者的辨证给予对症用药，对提高和巩固疗效有一定的帮助。

七、注意事项

 ● 注意休息，防止疼痛区域受损摩擦。

第六章 6

红斑鳞屑性皮肤病

第一节　白疕（关节型银屑病）

一、定义

　　白疕是一种以红斑、丘疹、鳞屑为主要表现的慢性复发性炎症性皮肤病。其临床特点是在红斑基础上覆以多层银白色鳞屑，刮去鳞屑有薄膜及点状出血点。古代文献记载有"松皮癣""干癣""蛇虱""白壳疮"等病名。本病相当于西医的银屑病（图6-1-1）。其中除有银屑病的典型皮损外，还伴有关节炎的症状的，称之为关节型银屑病（6-1-2）。

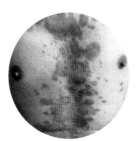

图6-1-1　银屑病

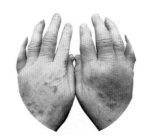

图6-1-2　关节型银屑病

二、病因病机

本病总因营血亏损，血热内蕴，化燥生风，肌肤关节失于濡养所致。初期多为风寒或风热之邪侵袭肌肤，以致营卫失和，气血不畅，阻于肌表；或兼湿热蕴积，外不能宣泄，内不能利导，阻于肌表，瘀于关节而发。病久多为气血耗伤，血虚风燥，肌肤失养；或因营血不足，气血循行受阻，以致瘀阻肌表关节而成；或禀赋不足，肝肾亏虚，冲任失调，营血亏损，关节滋养不足而致本病。

三、诊断要点

1 红斑或丘疹上覆有厚层银白色鳞屑，抓之脱落，露出薄膜，刮之有出血点，即可诊断为银屑病。

2 有银屑病史或有其皮疹，伴有关节炎症状，远端小关节症状明显，但类风湿因子阴性者，可诊断为关节病型银屑病。

四、辨证分型

1 风湿寒痹证：肢体关节屈伸不利，疼痛剧烈，肿胀有冷感，遇寒则痛甚，遇热则缓解，舌暗苔白，脉沉涩或弦紧。

2 风湿热痹证：肢体关节活动不便，自觉灼热肿胀，痛不可触，喜冷恶热，舌红苔黄或黄腻，脉滑数。

3 湿热瘀阻证：肢体关节疼痛日久，僵硬变形，局部肌肤紫暗肿胀，舌质紫暗有瘀斑，苔白腻或黄腻，脉弦涩。

4 肝肾两虚证：肢体关节疼痛日久不愈，屈伸不利，肌肉消瘦，腰膝酸软，舌淡苔薄白，脉沉细。

五、热蜡疗法

根据关节疼痛部位，让患者取坐位或卧位，充分暴露皮损区。治疗以皮损为单位，局部行常规消毒。

操作：如病变关节发生于指(趾)关节、腕关节、踝关节及肘关节等，选用浸蜡法。熔化后的蜡液冷却到55～60℃时，先在患部涂一薄层蜡液，面积略大于病变部位，然后将患处浸入蜡液内，立即迅速提出，蜡液在浸入部分的皮肤表面冷却凝成一薄层蜡膜。再如此反复浸入5次，直到蜡膜厚达0.5～1.0cm成为手套或袜套样的蜡套，然后再持续浸入蜡液10分钟左右，或定时将治疗部位的蜡套再浸入蜡液以求保温，30分钟后取下蜡膜。治疗过程中须防蜡套撕裂，以免烫伤皮肤。

如病变关节发生于肘膝关节、肩关节等，选用蜡饼法。将加热后完全熔化的蜡液倒入搪瓷盘或铝盘中，厚度约2～3cm，冷却至初步凝结成块时（表面温度45～50℃），用小铲刀将蜡块取出，敷于患部，外包塑料布与棉垫保温30～60分钟。

如病变关节发生于脊柱，取俯卧位，选用蜡饼法。将加热后完全熔化的蜡液倒入搪瓷盘或铝盘中，厚度约2～3cm，冷却至初步凝结成块时（表面温度45～50℃），用小铲刀将蜡块取出，敷于患部，外包塑料布与棉垫保温30～60分钟。而后给予针灸、紫外线或红光照射等治疗。

风湿寒痹证

 治则　祛风通络，散寒除湿。

 操作　可于蜡液中加入荆芥、防风、麻黄、桂枝、白芍、干姜、透骨草、炮姜、鸡血藤、川椒等疏风散寒，祛湿通络之品以增加疗效。并配合电针、艾灸、中药热罨包等治疗。

疗程 每日1次，20~30次为一疗程，可更长。

风湿热痹证

治则 清热通络，祛风除湿

操作 可于蜡液中加入生薏苡仁、赤芍、秦艽、土茯苓、忍冬藤、桂枝等解毒利湿，通利关节之品以增加疗效。并酌情配合电针、微波、刺络放血等治疗。

疗程 每日1次，20~30次为一疗程。

湿热瘀阻证

治则 清热除湿，化瘀通络。

操作 可于蜡液中加入生薏苡仁、知母、黄柏、赤芍、秦艽、白芥子等清热利湿，通利关节之品，以增加疗效。并酌情配合电针、微波、刺络放血等治疗。

疗程 每日1次，20~30次为一疗程。

肝肾两虚证

治则 培补肝肾，濡润关节。

操作 可于蜡液中加入牛膝、杜仲、桑寄生、五味子、巴戟天、干姜等清热利湿，通利关节之品，以增加疗效。并酌情配合电针、微波等治疗。

疗程 每次治疗40~50分钟，每日1次，15~20次为一疗程。

六、按语

伴有关节病变的银屑病，西医称之为"关节型银屑病"。其发生与体质因素、气候条件、环境有密切关系。而关节炎在银屑病患者中也较普遍，据统计，在中国其发生率约为6.8%，大大超过非银屑病人群中关节炎的发病率。有学者研究180例银屑病性关节炎患者的发病过程，发现皮肤损害先于关节炎的占65%，而关节炎先于皮肤损害的占19%，两者同时发病的占16%。银屑病性关节炎的发病高峰为40~60岁。

中医认为风寒湿之邪合而为痹，临床根据寒热的不同，首先辨清风寒湿痹与风湿热痹，给予疏风除痹，兼以散寒、清热、除湿；湿性黏滞，如与热邪相合，则湿热互结，瘀阻肌肤、关节，则治以清热利湿，化瘀通络；气血运行不畅，瘀血阻于脉络、关节，则当活血化瘀，通络止痛；病久耗伤气血，导致肝肾亏虚，则需要调气养血，培补肝肾。《临证指南医案》："盖久病入络，络中气血，虚实寒热，稍有留邪，皆能致痛。"故可出现"不通则痛"和"不荣则痛"，主要为经脉闭阻不通之痛和经脉失养之痛，故临床治疗中应根据不同的症状，明辨"痛"之由，以辨因施治。总之，关节型银屑病的中医治则以祛风、散寒、除湿、清热和疏经通络为大法，病久则虚实间杂，当明辨标本虚实而兼顾之。

七、注意事项

- 注意防风、防寒、防潮，避免久居寒湿、暑湿之地。
- 劳作运动汗出，切勿当风贪凉。
- 居住和工作之地保持清洁和干燥。
- 平时应注意生活调摄，加强体育锻炼，增强体质，提高机体对病邪的抵御能力。

第二节　寒疮（寒冷性多形红斑）

一、定义

寒疮，是一种冬季发生频率较高，是冬季常见的皮肤病，主要表现为肢体末端如手脚、面颊、耳廓等出现紫红色丘疹。本病属中医学"寒凝血瘀""寒疮"范畴，多为卫阳不足，腠理不固，寒湿之邪侵袭肌表，致营卫不和，血行不畅而瘀结。相当于西医的"寒冷性多形红斑"（图6-2-1）。

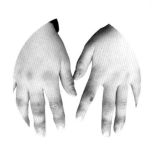

图6-2-1　寒冷性多形红斑

二、病因病机

中医认为本病系阳气不达，复感寒冷侵袭，气血运行不畅，经脉阻隔，气血凝滞肌肤而发病。

三、诊断要点

❶ 好发于冬春寒冷时，气温升高后可自行缓解。

❷ 损害为水肿性丘疹及中央有水疱的水肿性紫红斑，或可呈轻度出血性红斑；亦可见虹膜样靶形红斑，中央有水疱，并可发生糜烂。

❸ 发病部位除面、耳、四肢远端暴露部位包括指（趾）屈侧及掌跖部外，尚见于踝、膝、臀和腰部。

❹ 皮损多伴瘙痒。

❺ 本病女性患者略多于男性，男女之比约1：1.5。年龄最小2岁，最大64岁。

四、辨证分型

❶ 风寒外袭证：冬季发作，春季天气转暖则斑疹减轻或消失，红斑色暗红，指/趾肿胀，可伴有畏寒肢冷。舌淡红，苔薄白，脉浮紧。

❷ 阳虚寒凝证：症见斑疹色淡暗，溃烂难愈，平素怕冷喜暖。舌淡胖苔白厚，脉沉紧。

❸ 气虚血瘀证：症见斑疹色淡，溃烂难愈，平素体倦乏力。舌淡暗苔白，脉沉细涩。

五、热蜡疗法

根据发病部位，让患者取坐位或卧位，充分暴露皮损区。治疗以皮损为单位，局部行常规消毒。

风寒外袭证

治则 疏风散寒，活血通络。

操作 浸蜡法　熔化后的蜡液冷却到55～60℃时，先在患部涂一薄层蜡液，面积略大于病变部位，然后将患处浸入蜡液内，立即迅速提出，蜡液在浸入部分的皮肤表面冷却凝成一薄层蜡膜。再如此反复浸入5次，直到蜡膜厚达0.5～1.0cm成为手套或袜套样的蜡套，然后再持续浸入蜡液10分钟左右，或定时将治疗部位的蜡套再浸入蜡液以求保温，或用棉垫裹在蜡壳外保温，直至手无温热感时，剥去蜡套。治疗过程中须防蜡套撕裂，以免烫伤皮肤。

临床可配合艾灸、中药熏洗等治疗。

疗程 每次治疗30～40分钟，每日1次，15～20次为一疗程。

阳虚寒凝证

治则 温阳散寒，通脉止痛。

操作 刷蜡法　将熔化的蜡液冷却到55～60℃时，用排笔蘸蜡液均匀涂刷在病患部位，使蜡液在皮肤表面冷却凝成一薄层的蜡膜；再如此反复涂刷直至蜡膜厚达0.5～1.0cm时，然后再用塑料布及棉垫保温。

可配合中药热敷、微波或紫外线或红光照射等治疗。

疗程 每次治疗30～40分钟，每日1次，15～20次为一疗程。

气虚血瘀证

治则 活血化瘀，温经通络。

操作 蜡饼法 将加热后完全熔化的蜡液倒入搪瓷盘或铝盘中，厚度约2～3cm，冷却至初步凝结成块时（表面温度45～50℃），用小铲刀将蜡块取出，敷于患部，外包塑料布与棉垫保温30～60分钟。

可于蜡液中加透骨草、毛冬青、细辛、炮姜、桂枝、川椒等等温经通络之品，以增加疗效。

可酌情配合热罨包、艾灸等治疗。

疗程 每次治疗30～40分钟，每日1次，15～20次为一疗程。

六、按语

寒疮，西医应归为"寒冷性多形红斑"范围，临床以多形红斑样丘疹甚至水疱、瘀点为主要症状。临床辨证常与"寒"和"瘀"相关，故治疗以"温"和"通"为主。蜡疗通过温热、压缩作用起到了促进血液循环、消除炎症及镇痛、对组织产生压缩及轻微的挤压，促进温度向深部组织传递，呈现一种消除肿胀机械压迫、加深温热作用、松解粘连、软化瘢痕的作用，故可用于本病的治疗。本病的治疗以温经散寒、活血化瘀为主，但对素体气血虚弱者，兼服一些补益气血之品，对提高和巩固疗效有一定的帮助。

七、注意事项

- 积极参加体育活动，加速气血运行，以利疮面修复。
- 寒冷季节注意防寒保暖。
- 每年复发者，可在夏季开始逐步养成冷水洗脸、洗足、擦身、洗澡习惯，以提高耐寒能力。
- 冬季怕冷者可多吃些热性祛寒食品，如羊肉、狗肉、鹿肉、胡椒、生姜、肉桂。

第三节　手足发胝（掌跖角化病）

一、定义

手足发胝，是一种先天性角化性皮肤病。以掌跖皮肤角化增厚、干燥、变硬为特征的皮肤病。部分患者可合并先天性鱼鳞病或其他先天性异常，病变可持续终生。相当于西医的"掌跖角化病"（图6-3-1）。

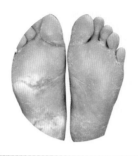

◀ 图6-3-1 掌跖角皮病

二、病因病机

禀赋不足，肝肾亏虚，阴精不足，致肝血虚少，气血不能达四末，不能充养肌肤而发病。

三、诊断要点

1 轻者仅有掌跖皮肤粗糙，严重时掌跖出现弥漫性斑块，边缘角质增厚，表现光滑，色黄酷似胼胝，或呈疣状增厚，常因弹性消失而发生皲裂，引起疼痛，造成手足活动困难损害。

2 主要累及掌跖部位，偶尔手背、足背、指、趾、肘、膝、前臂的伸侧、胫前和踝部也可累及，对称分布。

3 可伴有多汗、甲板增厚、混浊。

四、辨证分型

肝肾不足证

肝肾不足，气血失养，掌跖角化过度同时伴有面色萎黄、身体瘦弱或伴有发育迟缓、腰膝酸软无力、头晕、目涩、口干燥、盗汗、五心烦热、心悸气短。舌红苔薄少津，脉细数。

五、热蜡疗法

患者取坐位，充分暴露皮损区。治疗以皮损为单位，局部行常规消毒。

 补益肝肾，充养气血。

补益肝肾，充养气血。

治疗前清洁皮损区，外涂尿素软膏。

浸蜡法　熔化后的蜡液冷却到55～60℃时，先在患部涂一薄层蜡液，面积略大于病变部位，然后将患处浸入蜡液内，立即迅速提出，蜡液在浸入部分的皮肤表面冷却凝成一薄层蜡膜。再如此反复浸入5次，直到蜡膜厚达0.5～1.0cm成为手套或袜套样的蜡套，然后再持续浸入蜡液10分钟左右，或定时将治疗部位的蜡套再浸入蜡液以求保温，30分钟后取下蜡膜。治疗过程中须防蜡套撕裂，以免烫伤皮肤。

可于蜡液中添加紫草、猪脂、当归、香油、冰片、王不留行等药物以养血润肤。并配合火针、艾灸、热罨包等治疗。

疗程 每次治疗30～40分钟，每日1次，15～20次为一疗程。

六、按语

手足发胝，西医称之为"掌跖角化病"。在中医学文献中未见明确病名记载，个别类型相当于中医的"厚皮疮"。中医以活血化瘀、养血润肤为治则，选用蜡疗治疗，利用其温润的治疗作用以起到软坚润燥之效。西医以软化角质为治疗原则，在治疗前外用润肌皮肤膏或尿素软膏封包，可提高皮肤细胞含水量，再辅以中药蜡疗外治，可使治疗疗效极大提高，从而缓解手足角质层肥厚硬化的症状。

七、注意事项

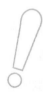

- 多食蔬菜、水果，忌食辛辣刺激性食物。
- 保持心情舒畅，加强体质锻炼。
- 尽量避免外伤，避免接触肥皂、碱、矿物油等刺激性物质。

第七章 7 皮肤血管病

筋瘤（淤积性皮炎）

一、定义

筋瘤（图7-1-1）是下肢静脉曲张等使下肢血液循环障碍、静脉瘀血导致毛细血管壁通透性增加，产生水肿、局部组织缺氧、营养不良等而引起的小腿湿疹样表现。中医又称之为"脉痹""湿疮""臁疮"。相当于西医的淤积性皮炎。

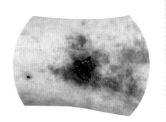

图7-1-1　淤积性皮炎溃烂结痂 ▶

二、病因病机

中医认为是湿热下注，经络阻隔，瘀血凝聚，气血不畅；或筋瘤日久，阻塞经络，肌肤失养所致。

三、诊断要点

① 以中老年为主，除由深部静脉血栓可呈急性发作外，一般起病缓慢。

② 好发于下肢、胫前及踝，先开始在小腿下1/3出现轻度水肿，休息后可消退，站立或行走时间长即又复出现；继起红斑或褐红色斑片，有时可呈紫癜样斑片，呈圆形，约五分币大小，其上轻度糜烂和结痂等，边界较清楚，自觉瘙痒；日久皮肤粗糙、脱屑、增厚、皲裂，呈苔藓化样损害，甚至因进行性纤维化而呈瘢痕疙瘩样硬度。

③ 皮损反复难愈，出现慢性湿疹改变，以冬季为甚。

④ 组织病理检查可见一般皮炎改变，可有真皮血管数量明显增多，管壁增厚。可见多数血管外红细胞及含铁血黄素细胞。

四、辨证分型

① 湿热瘀阻证：双下肢出现轻度水肿，休息后可消退，站立或行走时间长即又出现，局部皮损颜色潮红，可伴有瘙痒。舌红苔黄厚，脉滑数。

② 气血瘀滞证：双下肢可见暗红色斑片或褐红色斑片，有时可呈瘀斑样改变，触之略高出皮面或基本平齐于正常皮面。舌暗红苔薄，脉弦涩。

③ 气血亏虚证：病程日久皮肤粗糙、脱屑、增厚、皲裂，呈苔藓化样损害。舌淡苔薄，脉沉细。

五、热蜡疗法

治疗前可行双下肢血管超声以明确有无血栓形成，如有脱落血栓则不宜行此治疗。让患者取坐位或卧位或适合治疗的体位，充分暴露皮损区。治疗以皮损为单位，局部行常规清洁。

操作：如皮损面积较小，以近踝处较多，可选用浸蜡法。熔化后的蜡液冷却到55～60℃时，先在患部涂一薄层蜡液，面积略大于病变部位，然后将患处浸入蜡液内，立即迅速提出，蜡液在浸入部分的皮肤表面冷却凝成一薄层蜡膜。再如此反复浸入5次，直到蜡膜厚达0.5～1.0cm成为手套或袜套样的蜡套，然后再持续浸入蜡液10分钟左右，或定时将治疗部位的蜡套再浸入蜡液以求保温，30分钟后取下蜡膜。治疗过程中须防蜡套撕裂，以免烫伤皮肤。

如皮损面积较大，累及膝关节，可选用刷蜡法。用排笔蘸适宜温度（45～55℃）的蜡液均匀涂刷在病患部位，如此反复涂刷直至蜡膜厚达0.5～1.0cm时，再用塑料布及棉垫保温，蜡膜变凉后取下。

湿热瘀阻证

 治则 清热利湿，活血化瘀。

 操作 可于蜡液中添加紫草、土茯苓、黄柏、白鲜皮等以清热利湿，化瘀通络。

临床可根据皮损特点配合电针、火针、中药封包治疗、气压治疗等。

 疗程 每次治疗30～40分钟，每日1次，15～20次为一疗程。

气血瘀滞证

治则 行气活血，化瘀通络。

操作 可于蜡液中添加鸡血藤、紫草、丹参、王不留行、三棱、莪术等以行气活血，化瘀通络。
临床可根据皮损特点配合电针、中药封包治疗、梅花针、气压治疗等。

疗程 每次治疗30~40分钟，每日1次，15~20次为一疗程。

气血亏虚证

治则 益气养血，活血化瘀。

操作 可于蜡液中添加当归、丹参、白芍、鸡血藤、猪油等以养血润肤，益气活血。
临床可根据皮损特点配合电针、艾灸、中药封包治疗、气压治疗等。

疗程 每次治疗30~40分钟，每日1次，15~20次为一疗程。

六、按语

筋瘤，相当于西医的"淤积性皮炎"。淤积性皮炎真正病因尚不明，发病与下肢静脉曲张有关，长期从事站立或重体力劳动工作或多次妊娠，盆腔静脉曲张除先天静脉壁薄弱和静脉瓣缺陷外，亦可继发于血栓性静脉炎后的静脉闭塞。日久皮肤粗糙，呈苔藓样损害，甚至因进行性纤维化而呈瘢痕疙瘩样硬度，常可反复发作或加重。中医认为本病主要因为湿热之邪瘀滞下肢，影响下肢血运循环，病久局部肌肤失养，故选择蜡疗，可利用其产生温热刺激作用使局部血管扩张血流加快而改善周围组织的营养，促进组织愈合或起到温通经络、行气活血、消肿定痛之功效。临床中可结合辨证，与蜡液中添加中药，制成中药蜡疗，更能提高临床疗效。局部有感染应当及早用抗生素控制，可选用青霉素、头孢菌素类或喹诺酮类药物；若瘙痒可口服抗组胺药止痒；若局部浸润显著，亦可内服活血化瘀的中药。

七、注意事项

- 注意应尽早治疗，休息时抬高患肢，避免长久站立或重体力劳动。

- 静脉曲张轻者可用弹力绷带包扎，重者可到外科做手术结扎或其他治疗。

- 注意避免用手搔抓，避免外伤，应经常外用适当药物进行保护和不使加重。

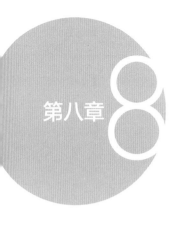

第八章　色素性皮肤病

第一节　黧黑斑（黄褐斑）

一、定义

黧黑斑是一种发生于颜面部位的局限性淡褐色或褐色色素改变的皮肤病。中青年女性多发，临床表现为分布于颜面暴露部位的色素沉着斑，平铺于皮肤表面，抚之不碍手，压之不褪色。古代文献亦称之为"肝斑"。本病相当于西医的黄褐斑（图8-1-1）。

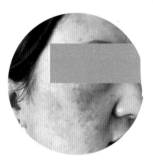

图8-1-1　黄褐斑

二、病因病机

本病多与肝、脾、肾三脏关系密切，气血不能上荣于面为主要病机。如情志不畅，肝郁气滞，气郁化热，熏蒸于面，灼伤阴血而生；或冲任失调，肝肾不足，水火不济，虚火上炎所致；或慢性疾病，营卫失和，气血运行不畅，气滞血瘀，面失所养而成；或饮食不节，忧思过度，损伤脾胃，脾失健运，湿热内生，上熏而致病。

三、诊断要点

1 本病多见于妊娠期、长期服用避孕药、生殖器疾患以及月经紊乱的妇女，也可累及中年男性。

2 多分布于前额、颧部或面颊的两侧。

3 皮疹为黄褐斑片深浅不定，淡黄灰色，或如咖啡，大小不等，形态各异，孤立散在，或融合成片，一般多呈蝴蝶状。

4 无自觉症状。

5 病程经过缓慢。

四、辨证分型

1 肝郁气滞证：多见女性，斑色深褐，弥漫分布；伴有烦躁不安，胸胁胀痛，经前乳房胀痛，月经不调，口苦咽干。舌红，苔薄，脉弦细。

2 肝肾不足证：斑色褐黑，面色晦暗；伴有头晕耳鸣，腰膝酸软，失眠健忘，五心烦热。舌红少苔，脉细。

3 气滞血瘀证：斑色晦暗或黑褐；伴有慢性肝病或月经色暗，有血块，或痛经。舌暗红有瘀斑，脉涩。

4 脾虚湿蕴证：斑色晦暗，状如尘土附着；伴有疲乏无力，纳呆困倦，月经色淡，白带量多。舌淡胖边有齿痕，脉濡或细。

五、热蜡疗法

让患者取坐位或卧位，充分暴露皮损区，施术前先用发带、发卡等将头发固定。治疗以皮损为单位，局部常规清洁。

肝郁气滞证

 疏肝理气，活血消斑。

 刷蜡法　取皮损区、血海穴区、肝俞穴区、曲池穴区、足三里穴区、三阴交穴区。将适量中药药蜡（将白附子、白术、白芷、白茯苓、玉竹、白僵蚕、白芍、川芎、天冬等各20g研磨成末，治疗时加入熔化蜡液，制成中药药蜡）放至恒温蜡疗机中完全熔化。使用前先涂在自己腕前内侧测试熔蜡的温度是否适宜，避免烫伤皮肤。然后用细毛牙刷浸沾中药蜡液在治疗部位迅速而均匀地反复涂刷，逐渐将蜡膜加厚2~3次，直至蜡层厚度达0.5mm，保留30分钟。

临床可配合面部刮痧、中药面膜、面部穴位（如印堂、太阳、攒竹、睛明、下关、颊车、四白、迎香、承泣等）按压、负离子喷雾等治疗。

 每日1次，10~20次为一疗程。

肝肾不足证

治则 补益肝肾，滋阴降火。

操作 刷蜡法　取皮损区、血海穴区、肝俞穴区、肾俞穴区、曲池穴区、三阴交穴区。将适量美容蜡（将蜂蜜、蔗糖硬脂酸脂、低聚果糖、烟酰胺、黄原胶等各20g，治疗时加入熔化蜡液，制成美容蜡）放至恒温蜡疗机中完全熔化。使用前先涂在自己腕前内侧测试溶蜡的温度是否适宜，避免烫伤皮肤。然后用细毛牙刷浸沾蜡液在治疗部位迅速而均匀地反复涂刷，逐渐将蜡膜加厚2～3次，直至蜡层厚度达0.5mm，保留30分钟。

同时配合面部刮痧、中药面膜、艾灸、负离子喷雾等治疗。

疗程 每日1次，10～20次为一疗程。

气滞血瘀证

治则 理气活血，化瘀消斑。

操作 刷蜡法　取皮损区、血海穴区、合谷穴区。将适量中药药蜡放至恒温蜡疗机中完全熔化。使用前先涂在自己腕前内侧测试溶蜡的温度是否适宜，避免烫伤皮肤。然后用细毛牙刷浸沾中药蜡液在治疗部位迅速而均匀地反复涂刷，逐渐将蜡膜加厚2～3次，直至蜡层厚度达0.5mm，保留30分钟。

可提前备好桃仁、红花、益母草、白菊花等药末，治疗前熔入中药药蜡中以增强疗效。

同时配合面部刮痧、面部穴位（如印堂、太阳、攒竹、睛明、四白、迎香、承泣等）按压、负离子喷雾等治疗。

疗程 每日1次，10～20次为一疗程。

脾虚湿蕴证

治则 健脾益气，祛湿消斑。

操作 刷蜡法　取眉上穴区、面颊穴区、鼻部穴区、眼鼻穴区、血海穴区、脾俞穴区、曲池穴区、足三里穴区。将适量中药药蜡放至恒温蜡疗机中完全熔化。使用前先涂在自己腕前内侧测试溶蜡的温度是否适宜，避免烫伤皮肤。然后用细毛牙刷浸沾中药蜡液在治疗部位迅速而均匀地反复涂刷，逐渐将蜡膜加厚2～3次，直至蜡层厚度达0.5mm，保留30分钟。

可提前备好党参、黄芪等药末，治疗前熔入中药药蜡中以增强疗效。

同时配合面部刮痧、面部穴位（如印堂、太阳、攒竹、睛明、四白、迎香、承泣等）按压、负离子喷雾等治疗。

疗程 每日1次，10～20次为一疗程。

六、按语

黧黑斑，西医称之为"黄褐斑"，俗称"蝴蝶斑""肝斑"或者"妊娠斑"。黄褐斑的治疗要内外结合，首先要祛除病因，并严格防晒。中医学认为气血乃人体生命活动之物质基础，气行则血畅，气凝则血滞，故选择蜡疗联合其他治疗以促进面部皮损区气血运行，荣润肌肤。再者蜡疗借助热力，具有极强的渗透力，可使药力直达病所，改善面部新陈代谢，从而发挥良好的治疗作用。治疗时应根据辨证加服一些中药如加味逍遥散、桃红四物汤等可能会有帮助，这些药物需要长期服用，不能在短期内见效。总之黄褐斑的治疗比较困难，需要有耐心，慢慢调理。

七、注意事项

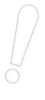

- 日常应做好防晒，如涂防晒乳、戴遮阳帽等。

- 保持情志舒畅。

- 少食肥甘，多吃蔬菜和水果，如西红柿、黄瓜、草莓、桃等。

- 要经常摄入富含维生素C的食物，如柑橘类水果、西红柿、青辣椒、山楂、鲜枣、猕猴桃、新鲜绿叶菜等。

第二节　面尘（瑞尔黑变病）

一、定义

面尘是一种发生于面部的色素沉着病。以面部等暴露部位发生灰褐色或蓝灰色斑片，弥漫分布，边缘不清，表面有糠状鳞屑或有痒感为临床特征。本病可发生于任何年龄，男女均可发病，但多见于中年妇女。相当于西医的瑞尔黑变病（图8-2-1）。

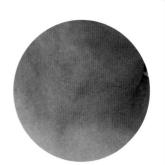

图8-2-1　瑞尔黑变病

二、病因病机

《灵枢·经脉第十》云："肝足厥阴之脉……是动则病……面尘脱色。"《外科证治全书·面部证治》："面尘，又名黧黑斑，面色如尘垢，日久煤黑。"清·张璐《张氏医通·卷八·七窍门下·面》云："面尘脱色，为肝木失荣，人参养荣汤。"本病中医多认为因肝郁气滞，血虚不能滋养肌肤，日光照射，染化妆品之毒，以致火毒结滞于内而成；或饮食不调，脾胃失和，肾亏血虚不能滋养肌肤而成。

三、诊断要点

① 多见于中年女性。

② 皮损好发于面部，尤以前额、颞及颧部明显。

③ 为灰褐色到蓝灰色色素斑，初呈网状分布，后融合成片，其边界不清，伴毛细血管扩张，毛囊口角化及糠状鳞屑，呈"粉尘"样外观。

④ 无明显自觉症状。

四、辨证分型

根据瑞尔黑变病的临床表现的不同，可分为劳伤脾土及肝肾阴亏两个证型治疗。其中肝肾阴亏是根本。

① 劳伤脾土证：症见面及四肢有褐色斑片，食少纳差，食后腹胀，腹泻便溏。舌质淡，边有齿痕，脉沉细。

② 肝肾阴亏证：症见面色灰暗不华，全身倦怠无力，腰膝酸软，女子月经量少甚至闭经。舌质淡红，苔薄白或无苔，脉沉细无力。

五、热蜡疗法

让患者取坐位或卧位，充分暴露皮损区，施术前先用发带、发卡等将头发固定。治疗以皮损为单位，局部常规清洁。

劳伤脾土证

治则 健脾益气，调和气血。

操作 刷蜡法 取皮损区、血海穴区、脾俞穴区、曲池穴区、足三里穴区、三阴交穴区。将适量中药药蜡（将白附子、白术、白芷、白茯苓、玉竹、白僵蚕、白芍、白及、川芎、天冬、藁本等各20g研磨成末，治疗时加入熔化蜡液，制成中药药蜡）放至恒温蜡疗机中完全熔化。使用前先涂在自己腕前内侧测试熔蜡的温度是否适宜，避免烫伤皮肤。然后用细毛牙刷浸沾中药蜡液在治疗部位迅速而均匀地反复涂刷，逐渐将蜡膜加厚2~3次，直至蜡层厚度达0.5mm，保留30分钟。

同时配合面部刮痧、中药面膜、面部穴位（如印堂、太阳、攒竹、睛明、下关、颊车、四白、迎香、承泣等）按压、负离子喷雾等治疗。

疗程 每日1次，10~20次为一疗程。

肝肾阴亏证

治则 补益肝肾，调和气血。

操作 刷蜡法 取皮损区、血海穴区、肝俞穴区、肾俞穴区、曲池穴区、三阴交穴区。将适量中药药蜡熔化，温度降至适宜温度后，一般为50℃，然后用细毛牙刷浸沾中药蜡液在治疗部位迅速而均匀地反复涂刷，逐渐将蜡膜加厚2~3次，直至蜡层厚度达0.5mm，保留30分钟。

可提前备好桑寄生、刘寄奴、仙茅、仙灵脾等药末，治疗前熔入中药药蜡中以增强疗效。

同时配合面部刮痧、面针、中药面膜、负离子喷雾等治疗。

 疗程 每日1次，10～20次为一疗程。

六、按语

面尘，西医称之为"瑞尔黑变病"。中医多认为是劳伤脾土，肝肾阴亏导致气血失和，瘀滞面部发为本病。中药蜡疗，可兼热力、药力之效，达到温经通络，活血化瘀之功。西医在治疗本病时首先应仔细寻找病因，脱离与焦油类等化合物的接触。对从事接触沥青、焦油的工人应注意劳动防护，避免在强烈日光下工作。外搽化妆品后如果出现日光过敏性皮炎，即应停止使用。必要时以可疑的致敏物作光斑贴试验。如果能找到发病原因，就应脱离接触，病变部位的颜色可逐渐变淡。

七、注意事项

- 避免接触致病物质。

- 避免日晒，慎用化妆品。

- 特殊工种，应加强个人防护，穿戴工作服、工作帽、口罩及手套，在暴露部位的皮肤上涂擦避光的防护剂。

第三节　白驳风（白癜风）

一、定义

> 白驳风是指皮肤变白、大小不同、形态各异的局限性或泛发性色素脱失性皮肤病。古代文献又称之为"白癜""白驳""斑白""斑驳"等。本病相当于西医的白癜风（图8-3-1，图8-3-2）。

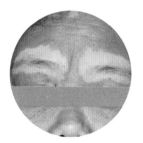 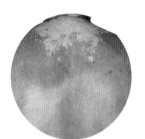

图8-3-1　面部白癜风　　　　图8-3-2　背部白癜风

二、病因病机

总由气血失和、脉络瘀阻所致。情志内伤，肝气郁结，气机不畅，复受风邪，搏于肌肤；素体肝肾虚弱，或亡精失血，伤及肝肾，致肝肾不足，跌打损伤，化学灼伤，络脉瘀阻，毛窍闭塞，肌肤腠理失养，酿成白斑。

三、诊断要点

① 本病可发生于任何年龄，以青年多见，男女性别发病基本相等。

② 大多分布局限，也可泛发，全身任何部位的皮肤、黏膜均可发生，但以面、颈、手背为多。

③ 皮损为大小不等、形态各异的局限性白色斑片，边缘清楚，周边皮肤较正常皮肤色素稍加深。

④ 一般无自觉症状。少数在发疹前或同时，以及在白斑增加或扩展时有轻微瘙痒。

⑤ 病程长短不一，完全自愈者较少，亦有愈后复发者。

四、辨证分型

根据白驳风的临床表现的不同，可分为气血不和、肝郁气滞及肝肾不足三个证型治疗。

❶ 气血不和证：多有外伤史，缠绵不愈。白斑局限或泛发，边界清楚，局部可有刺痛。舌质紫暗或有瘀斑、瘀点，苔薄白，脉涩。

❷ 肝郁气滞证：白斑散在渐起，数目不定，可逐渐发展；伴有心烦易怒，胸胁胀痛，夜眠不安，月经不调。舌质正常或淡红，苔薄，脉弦。

❸ 肝肾不足证：多见体虚或有家族史患者。病史较长，白斑局限或泛发，静止而不发展；伴有头晕耳鸣，失眠健忘，腰膝酸软。舌质红，少苔，脉细弱。

五、热蜡疗法

让患者取坐位或卧位，充分暴露皮损区，治疗以皮损为单位，局部常规清洁（本方法适合皮损局限或皮损较集中）。

操作：中药药蜡：补骨脂、白芷、密陀僧、枯矾、雄黄、蛇床子各60g，研磨成末后融入加热后的蜡液中备用。

发于躯干部、四肢近心端和面部可选用刷蜡法或蜡饼法。取皮损区、血海穴区、脾俞穴区、曲池穴区、足三里穴区、三阴交穴区。将适量中药药蜡放至恒温蜡疗机中完全熔化。使用前先涂在自己腕前内侧测试熔蜡的温度是否适宜，避免烫伤皮肤。然后用细毛牙刷浸沾中药蜡液在治疗部位迅速而均匀地反复涂刷，逐渐将蜡膜加厚2~3次，直至蜡层厚度达0.5mm，保留30分钟。或将加热后完全熔化的蜡液倒入搪瓷盘或铝盘中，厚度约2~3cm，冷却至初步凝结成块时（表面温度45~50℃），用小铲刀将蜡块取出，敷于患部，外包塑料布与棉垫保温30~60分钟。

发于四肢末端，可选用浸蜡法。熔化后的蜡液冷却到55~60℃时，将患处浸入蜡液内，立即迅速提出，蜡液在浸入部分的皮肤表面冷却凝成一薄层蜡膜。再如此反复浸入5次，直到蜡膜厚达0.5~1.0cm成为手套或袜套样的蜡套，然后再持续浸入蜡液10分钟左右，或定时将治疗部位的蜡套再浸入蜡液以求保温，30分钟后取下蜡膜。治疗过程中须防蜡套撕裂，以免烫伤皮肤。

小片局限性皮损可配合30%补骨脂酊、斑蝥酊等药物局部涂擦，或激素局部封包以诱发皮肤发生炎症反应，促使色素增加，同时配合308nm准分子激光、窄谱紫外线光疗等治疗。如皮损局限，且位于躯干或四肢近心端，甚至额部及面颊等较平坦部位，稳定期可给予自体表皮移植手术。

疗程：每日1次，10～20次为一疗程。

气血不和证

治则 健脾益气，调和气血。

操作 操作同上。可提前备好当归、柴胡、郁金、香附等药末，治疗前熔入中药药蜡中以增强疗效。

同时配合针灸围刺、艾灸、中药涂擦治疗等。

疗程 每日1次，10～20次为一疗程。

肝郁气滞证

治则 疏肝理气，活血祛风。

操作 操作同上。可提前备好柴胡、郁金、香附、半夏、甘草等药末，治疗前熔入中药药蜡中以增强疗效。

同时配合针灸围刺、艾灸、中药涂擦治疗等。

疗程 每日1次，10～20次为一疗程。

肝肾不足证

治则 补益肝肾，调和气血。

操作 操作同上。可提前备好桑寄生、刘寄奴、女贞子、旱莲草等药末，治疗前熔入蜡液中以增强疗效。

同时配合针灸、药膜、刺络放血、拔罐等治疗。

 疗程 每日1次，10～20次为一疗程。

六、按语

白驳风，又名"白处""白毋凑"，西医称之为"白癜风"，临证应谨守病机，辨证施治，或健脾益气以调气血，或疏肝解郁以畅情志，或滋补肝肾以养精血。蜡疗有极强的贴敷性和渗透性，可紧密贴敷于治疗部位，并利用其热性渗透皮下，加以中药之作用，可诱使黑素细胞聚集，从而改善局部症状。如皮损发于面部，可使用有遮盖作用的化妆品、染料、防晒类化合物是简单安全的方法。如果防晒霜和遮盖霜效果不理想，对于病情严重的病人，可使用一些脱色药物，祛除正常皮肤残留的色素，使全身的皮肤呈现均匀一致的颜色。

七、注意事项

- 避免暴晒、外伤等不良刺激。
- 保持心情愉悦，保证充足的睡眠。
- 信任医生，配合治疗，坚持长期治疗。

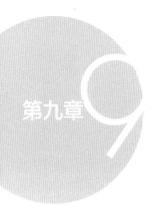

第九章 **9** 瘙痒性皮肤病

第一节 摄领疮（神经性皮炎）

一、定义

摄领疮，是一种以椭圆形或多角形的扁平丘疹融合成片，呈苔藓样变，伴发剧烈瘙痒的皮肤功能障碍性疾病。古代文献亦称之为"牛皮癣""顽癣"，相当于西医的神经性皮炎（图9-1-1）。

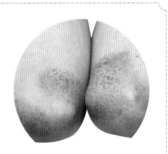

图9-1-1 神经性皮炎

二、病因病机

本病初起为风湿热邪阻滞肌肤，以致营血失和，经气失疏，日久血虚风燥，肌肤失养，以致本病发生。兼有情志抑郁，衣领拂着，搔抓，嗜食辛辣、醇酒、鱼腥发物等皆可诱发或使本病病情加重。

三、诊断要点

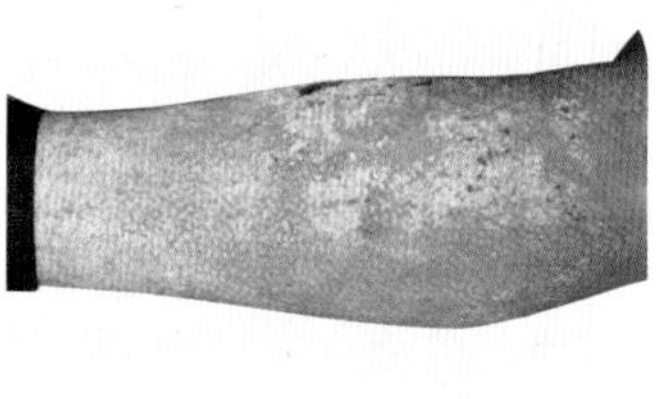

❶ 局限性好发于项部及骶
尾部、四弯，而播散性
分布较广泛，以头面、
四肢、腰部为多见。

❷ 局部皮肤先有痒感，因
搔抓局部出现发亮的扁

图 9-1-2　神经性皮炎

平丘疹，并迅速融合发展为苔藓样变（图9-1-2）。

❸ 病变处通常无色素沉着，多对称分布、剧痒。

❹ 本病常呈慢性反复发作。

四、辨证论治

❶ 肝郁化火证：多见于泛发型患者，皮疹鲜红，急躁易怒，精
神抑郁，失眠多梦等。舌红苔薄黄，脉弦滑数。

❷ 风湿蕴阻证：多见于局限型患者，皮损粗糙肥厚，片状，淡
褐色，阵发性瘙痒。舌淡红或淡暗，苔白或白腻，脉濡缓。

❸ 血虚风燥证：多见于病程长，年老体弱者。皮损色淡或
灰白，肥厚粗糙，可伴乏力气短、心悸失眠等。舌淡苔少，脉
沉细。

五、热蜡疗法

让患者取坐位或卧位，充分暴露皮损区，如颈后发际处皮损较多，施术前先用发带、发卡等将头发固定。治疗以皮损为单位，局部常规清洁。

肝郁化火证

治则 疏肝清热，凉血息风。

操作 刷蜡法　取皮损区、血海穴区、肝俞穴区、曲池穴区、三阴交穴区。将适量石蜡熔化，温度降至适宜温度后，一般为50℃，然后用细毛牙刷浸沾后在治疗部位迅速而均匀地反复涂刷，逐渐将蜡膜加厚2~3次，直至蜡层厚度达0.5mm，保留30分钟后取下。
临床可配合梅花针叩刺、大椎和耳尖放血疗法、体针、中药药浴等治疗。

疗程 每次30分钟，每日1次，10~20次为一疗程。

风湿蕴阻证

治则 祛风利湿，养血润肤。

操作 皮损区选用艾蜡法　用白面和水揉成面泥，搓成直径为1cm左右的细条状，围在皮损周围，面圈内撒上黄蜡末或贴敷黄蜡饼约1cm厚，面圈外皮肤以物覆盖，以防灼伤健康皮肤。然后撒艾绒于蜡上，点燃艾绒使蜡熔化，随化随添蜡末，加层蜡末加层艾绒，直至蜡与所围面圈高度平满为止，蜡冷后去掉。

刷蜡法　血海穴区、肺俞穴区、脾俞穴区、曲池穴区，选用刷蜡法。将适量中药药蜡熔化，温度降至适宜温度后，一般为55~60℃，然后用细毛牙刷浸沾中药蜡液在治疗部位迅速而均匀地反复涂刷，逐渐将蜡膜加厚2~3次，直至蜡层厚度达0.5mm，保留30分钟。

临床可配合梅花针叩刺、围刺、火针、中药封包等治疗。

疗程　每次30分钟，每日1次，10~20次为一疗程。

血虚风燥证

治则　养血润肤，祛风止痒。

操作　刷蜡法　提前将当归、白芍、麦冬、地肤子各30g研磨成末后，加入熔化的蜡液中制成中药药蜡。然后取皮损区、血海穴区、脾俞穴区、曲池穴区、足三里穴区、三阴交穴区，将皮肤可耐受温度（约50~60℃）的中药药蜡，然后用排毛毛刷浸沾中药蜡液在治疗部位迅速而均匀地反复涂刷，逐渐将蜡膜加厚2~3次，直至蜡层厚度达0.5mm左右，保留30分钟，蜡凉后取下。

同时配合中药熏蒸、中药涂擦、淀粉浴等治疗。

疗程　每次30分钟，每日1次，10~20次为一疗程。

六、按语

摄领疮，西医称之为"神经性皮炎"，又名"慢性单纯性苔藓"，是以阵发性瘙痒和皮肤苔藓化为特征的慢性皮肤炎症。中医特色疗法选用蜡疗是因为蜡具有延展性及可塑性，能密贴于体表，还可加入一些其他药物协同进行治疗可以起到温经通络、润肤止痒的效果。通过施治于穴位或皮损局部，辨证为肝郁化火证时，结合梅花针叩刺、放血疗法等使郁火之邪外出，祛邪引热、驱邪外出；辨证为风湿蕴阻证时，因皮损较局限，故给予艾蜡法，以祛风除湿，活血化瘀；辨证为血虚风燥证时，选用刷蜡法，是因为蜡液具有濡润作用，可于治疗前外用润肤膏等药物，以增强润肤止痒之效。神经性皮炎皮损以苔藓样变为主，临床结合梅花针叩刺、火针等治疗可起到运行气血、温经通络的作用，阿是穴局部治疗符合《内经》"盛则泻之，菀陈则除之"的治疗原则。

七、注意事项

● 患者要保持乐观的情绪，生活力求有规律，注意劳逸结合。

● 减少局部刺激，避免过度搔抓。

● 限制酒类、辛辣饮食，保持大便通畅，积极治疗胃肠道病变。

● 辨证为肝郁化火证时，蜡疗温度宜低于其他证型，如热象明显，则不建议使用蜡疗。

第二节　荔壳风（皮肤淀粉样变）

一、定义

荔壳风，是一类发生于肩颈部、四肢伸侧，呈正常肤色到黄褐色的丘疹，丘疹密集成片，但常不融合，自觉剧痒的皮肤病。古代中医亦称之为"松皮癣""顽癣"等。相当于西医的皮肤淀粉样变（图9-2-1）。

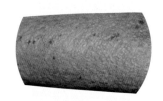

图9-2-1　皮肤淀粉样变

二、病因病机

本病多因患者先天气血不足，内蕴湿热，复感风热之邪，风湿结聚，使气血运行失调，客于肌肤凝滞而成；或因情志内伤饮食不节，郁久化热，化燥伤阴，阴血双亏，肤失濡养而引起。

三、诊断要点

1 好发于小腿伸侧、上背部、上肢伸侧等处。

2 皮损开始为淡褐色至黑褐色斑，逐渐隆起呈半球形粟粒至绿豆大小坚实丘疹或结节，表面粗糙，群集成片或排列呈串珠状。

3 常伴剧痒。

4 病程缓慢，常迁延数年至十数年或更长时间，间可自行消退，但易复发。

5 刚果红试验阳性。

6 组织病理和特殊染色显示淀粉样蛋白沉积。

四、辨证分型

1 风热血瘀证：皮肤干燥、粗糙、增厚，呈荔枝壳样改变，较多灰白色细小脱屑，剧痒难忍。口干，大便干结。舌质暗红或淡红，苔薄黄，脉弦细。

2 风湿热聚证：皮疹局限于双胫前，自觉瘙痒剧烈，搔抓后潮红明显，并伴有抓痕血痂。口干口苦，大便不畅。舌质红，苔黄腻，脉滑。

3 血虚风燥证：皮肤干燥、皲裂，皮疹粗糙坚硬，有较多丘疹鳞屑，瘙痒剧烈，伴有口干唇裂。舌质淡，少苔，脉细。

五、热蜡疗法

让患者取坐位或卧位，充分暴露皮损区。治疗以皮损为单位，皮损区常规清洁。将中药蜡疗（化瘀方：威灵仙、丹参、丹皮、白芍、三棱、莪术、王不留行各20g研细末）加入恒温蜡疗机中完全熔化待用。

风热血瘀证

治则 疏风清热，活血化瘀。

操作 刷蜡法 取皮损区、血海穴区、曲池穴区，将皮肤可耐受温度（约50℃）的中药药蜡，用排毛毛刷浸沾中药蜡液在治疗部位迅速而均匀地反复涂刷，逐渐将蜡膜加厚2~3次，直至蜡层厚度达0.5mm左右，保留50分钟，蜡凉后取下。

同时配合中药封包、围刺、梅花针叩刺、火针、滚针、耳针等治疗。

疗程 每次50分钟，每日1次，10~20次为一疗程

风湿热聚证

治则 疏风清热，利湿止痒。

操作 刷蜡法 取皮损区、血海穴区、曲池穴区、将皮肤可耐受温度（约50℃）的中药药蜡，用排毛毛刷浸沾中药蜡液在治疗部位迅速而均匀地反复涂刷，逐渐将蜡膜加厚2~3次，直至蜡层厚度达0.5mm左右，待蜡凉后取下。

同时配合中药封包、梅花针叩刺、拔罐、火针、滚针等治疗。

疗程 每次50分钟，每日1次，10~20次为一疗程。

血虚风燥证

治则 养血润肤，润燥止痒。

操作 刷蜡法　治疗前皮损区涂润肤霜等以增强湿润度。取皮损区、血海穴区、脾俞穴区、肝俞穴区、足三里穴区、三阴交穴区，将中药药蜡在治疗部位迅速而均匀地反复涂刷，直至蜡层厚度达0.5mm左右，蜡凉后取下。

临床亦可配合中药封包、火针、穴位注射等治疗。

疗程 每次50分钟，每日1次，10~20次为一疗程。

六、按语

荔壳风，西医称之为"皮肤淀粉样变性"，以四肢伸侧对称性、密集性粟米大小丘疹聚集，伴有剧烈瘙痒为主要表现，西医治疗主要口服抗组胺药物，外用维A酸类药物、皮质类固醇激素等以促使表皮变薄，瘙痒缓解，但临床疗效常不理想，中医临床辨证多从风、湿（痰）、瘀、燥考虑，选用中药药蜡疗法，在润泽肌肤的同时以活血化瘀，或润肤止痒。同时配合围刺、梅花针叩刺、火针等治疗开启皮损区之外门，给"邪"以出路，从而缓解症状。

七、注意事项

● 保持皮损区清洁，避免过度搔抓，防止继发感染。

● 平时多食新鲜蔬菜，忌食辛辣食物，保持大便通畅。

● 避免不良刺激，保持情志舒畅，积极参加体育运动。

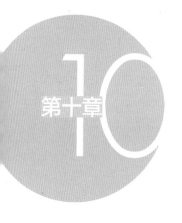

第十章 其他病症

蟹足肿（瘢痕疙瘩）

一、定义

蟹足肿是由于皮肤损伤后结缔组织过度增生所引起的良性皮肤肿瘤。古代文献称之为"蟹足肿""锯痕疮""肉龟疮"等。本病相当于西医的瘢痕疙瘩（图10-1-1）。

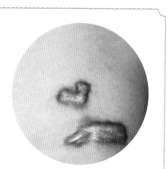

图10-1-1　瘢痕疙瘩

二、病因病机

中医认为禀赋不耐，气虚血瘀，血脉瘀阻，结聚不散而发病；或皮肤创伤、疖肿溃后余毒未尽，搏于血分，气血不合，结聚肌肤而发病。

三、诊断要点

① 常继发于创伤、术后或化脓性损害如痤疮之后。

② 损害为性质坚硬的扁平隆起，表面光滑，有弹性，形状不一，粉红色或暗红色，其范围超出原创伤疤痕范围，有时表面可见毛细血管扩张，或呈树枝状增生，呈不规则地向外周扩张延伸。

③ 好发于胸骨前区，其次为肩胛、背部及四肢受压迫部位，严重者可见多处皮损（图10-1-2）

④ 自觉局部瘙痒、刺痛或知觉减退，发于关节处可影响关节功能。

⑤ 组织病理检查多见结缔组织增生，弹力纤维减少，附件被挤压而萎缩。

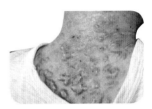

图 10-1-2　瘢痕疙瘩

四、辨证论治

（一）瘀热结聚证

瘢痕初起，颜色鲜红或紫红，质地坚实，痒痛不适，口干，大便干结，小便短赤，舌质红有瘀点，苔薄黄，脉弦。

（二）气虚血瘀证

瘢痕日久不消，颜色淡红或暗红不鲜，伴有体倦乏力，声低懒言，舌质淡红，苔薄白，脉细涩。

五、热蜡疗法

让患者取卧位,充分暴露皮损区,治疗以皮损为单位,局部常规清洁。

瘀热结聚证

治则 活血化瘀,解毒散结。

✕ 本证为热毒聚盛,郁结肌肤,搏于血分,气血不合发于肌肤而发病,而蜡疗以温热作用为其主要功效,以热制热,恐热毒更盛,故辨为瘀热结聚证者,不宜行该治疗。

气虚血瘀证

治则 益气活血,化瘀散结。

操作 炭蜡法 用白面和水揉成面泥,搓成直径为1cm左右的细条状,围在瘢痕周围,面圈内撒上黄蜡末或贴敷黄蜡饼约1cm厚,面圈外皮肤以物覆盖,以防灼伤健康皮肤。

艾蜡法 用铜勺盛炭火,置蜡上烘烤使蜡熔化,或撒艾绒于蜡上,点燃艾绒使蜡熔化,随化随添蜡末,加层蜡末加层艾绒,直至蜡与所围面圈高度平满止,蜡冷后去掉。

治疗后可给予软皮热敷散(陕西省中医医院院内制剂)外敷以温经通络、活血化瘀,同时配合针灸围刺、艾灸、穴位注射等治疗。

疗程 隔日1次，10～20次为一疗程。

六、按语

蟹足肿，又称为"肉蜈蚣"，西医称之为"瘢痕增生"。蟹足肿在中医多认为气虚血瘀，血脉瘀滞，结聚不散而发病；或皮肤创伤、疔肿溃后余毒未尽，搏于血分，气血不合，结聚肌肤而发病。瘀则不通，故"化瘀散结"是基本治疗大法，如为气血虚弱导致血脉瘀滞，给予炭蜡法及艾蜡法以活血化瘀，温经通络。

七、注意事项

- 严格创口的无菌技术，尽可能地减少创口的第二次创伤，促使创口早期一期愈合，在无菌状态下愈合的创口，可使瘢痕发生在最小的限度以内。

- 重视皮肤创口的缝合，创口边缘应对合准确，必须在没有张力的情况下进行缝合才能获得较好效果，否则，即使创口顺利愈合，以后仍会逐渐产生宽阔增厚的瘢痕组织。

- 重视皮肤手术切口的方向。皮肤手术切口要顺着皮纹方向进行，应尽量避免关节和功能部位的直线切口。否则就会产生较重的瘢痕和不等程度的挛缩及功能障碍。